아이를 변화시키는
두뇌음식

DISEASE-PROOF YOUR CHILD

Copyright ⓒ 2005 by Joel Fuhrman, M.D. Foreword copyright ⓒ 2005 by T. Colin Campbell, Ph.D.
All rights reserved.

Korean translation rights ⓒ 2008 by Iaso Publishing, Co., Ltd
Korean translation rights arranged with The Creative Culture, Inc.
through EYA(Eric Yang Agency)

이 책의 한국어판 저작권은 EYA(Eric Yang Agency)를 통한 The Creative Culture, Inc.사와의 독점 계약으로
한국어 판권을 '도서출판 이아소'가 소유합니다.
저작권법에 의하여 한국 내에서 보호를 받는 저작물이므로 무단전재와 무단복제를 금합니다.

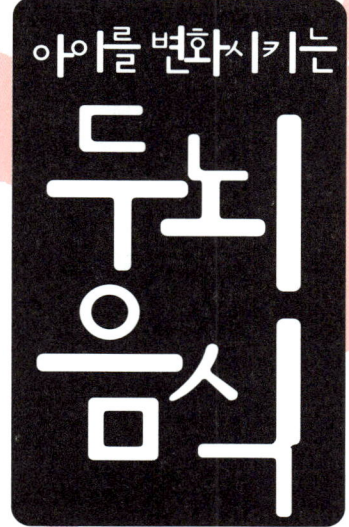

아이를 변화시키는
두뇌 음식

조엘 펄먼 지음 · 김재일 옮김

이아소

이 책에 쏟아진 뜨거운 찬사

아이에게 명석한 두뇌와 평생 건강을 선물해 주는 책!

조엘 펄먼 박사는 어떤 음식을 먹여야 아이에게 명석한 두뇌와 평생 건강을 선물할 수 있는지 그 비밀을 알려 준다. 당신의 주치의에게도 한 권 선물하기 바란다.
- 메멧 오즈 박사, 「내 몸 사용설명서」 저자

똑똑하고 건강한 아이로 키우고 싶어하는 부모라면 반드시 읽어야 할 책!
- 하워드 라이맨, 「미친 카우보이」 저자

조엘 펄먼 박사는 영양학 지식과 치료 경험을 총동원해 독자들에게 실제로 도움이 되는 책을 출간했다. 이 책을 통해 독자들은 건강한 삶으로 가는 첫 걸음을 내딛게 될 것이다.
- 마이클 클레이퍼 박사, 캘리포니아 맨해튼 비치 영양연구소장

이 책은 신뢰할 만한 지침과 정보를 명쾌하게 제시한다. 이 책을 읽고 나면 아이를 어떻게 길러야 하는지 분명하게 알 수 있다.
- 존 로빈슨, 「음식혁명」, 「새로운 미국을 위한 다이어트」 저자

이 책은 아이를 기르는 방식에 대해 다시 생각하게 해주며, 먹이는 음식에 대해 새로운 기준을 제시해 준다.
- 제임스 크레너 박사, 캘리포니아 의과대학 교수

사랑하는 자녀가 건강하고 행복하게 자랄 수 있는 길을 보장해 주는 책!
- 더글라스 리슬 박사

많은 아이들이 서구식 식사로 인해 만성질환, 비만, 과잉행동증후군으로 고통받고 있는

현실에서, 펄먼 박사의 책은 완벽한 해결책을 제시해 준다.
- 존 맥도걸 박사

자녀와 손자를 진정으로 사랑한다면 이 책을 읽고 실행에 옮겨야 한다. 그래야 아이들을 건강하게 키울 수 있다.
- 그로스백 파험 박사, 알바마 대학 예방의학과 교수

이 책에서 제안하는 대로 식습관을 바꾸면 건강해지고 병을 예방할 수 있다. 음식과 질병은 직접적인 관계를 갖고 있다. 펄먼 박사가 제안하는 식사법을 따르면 아이나 어른이나 면역력이 엄청나게 강화된다.
- 웨인 다이징거 박사, 로마 린다 대학 예방의학과장

심장병과 암으로 고통받는 사람들이 너무 많다. 이 책은 병에 안 걸리고 사는 방법을 알려 준다. 하루라도 빨리 이 책을 읽기를 바란다.
- 콜린 켐벨, 코넬대학 식품영양학 명예 교수

펄먼 박사는 과학적인 근거가 있는 중요한 정보를 누구나 쉽게 읽고 이해할 수 있도록 풀어놓았다. 이 책을 읽은 부모는 아이에게 평생 건강과 명석한 두뇌를 선물하게 된다.
- 닐 핑크니 박사, 심장치료재단 설립자

모든 부모가 알아야 할 핵심 정보를 담고 있다. 이 시대 예방의학의 최고 전문의가 들려 주는 영양과 건강 정보, 식단, 요리법을 한 사람도 놓치지 말고 귀 기울이기 바란다.
- 존 웨스터달 박사, 「베지 라이프」 영양 에디터

■ 추천의 글 ■

아이의 뇌와 몸은
아이가 먹은 음식으로 만들어진다

음식이 건강에 미치는 영향에 대한 정보가 홍수를 이룰 만큼 많다. 하지만 어릴 때의 식습관이 나중에 성인이 되어서 어떤 영향을 미치는지에 대한 관심은 너무 적다. 그런 의미에서 이 책이 갖는 의미는 매우 크다.

음식으로 폭력적이고 산만한 아이들을 치유할 수 있을까? 물론이다. 심장병이나 암 같은 성인병을 예방하는 음식이 아이들 질병(특히 학교에서 전염되는 것으로 보이는 감기, 독감, 인후염, 중이염 등)도 마찬가지로 예방할까? 물론이다. 이 책을 읽으면 이러한 질문에 대한 명확한 답을 알 수 있다. 건강한 식생활은 가족 모두에게 해당되는 일이다. 아이에게 좋은 음식이 어른에게도 좋다. 한 질병에 도움이 되는 음식이 다른 질병에도 도움이 된다.

펄먼 박사는 이 책을 쓸 자격을 충분히 갖춘 사람이다. 그는 임상에서 음식 조절로 아이들을 치료한 경험이 많다. 펄먼 박사는 앞서 쓴 책 『내 몸 내가 고치는 기적의 밥상』에서 뛰어난 표준을 보여 주어 신뢰를 얻고 있다. 인체생리학자로서 펄먼 박사는 자신이 관찰한 것을 매우 조심스럽게 인용한다. 또한 네 아이의 아버지로서 실제 경험한 내용이라 현실성 있는 도움을 준다.

아이들은 우리의 미래다. 지금 아이에게 익숙한 음식이 평생 동안 좋아하는 음식이 될 가능성이 높다. 현재 많은 아이들이 장래에 성인병을 일으킬 소지가 있는 음식을 먹고 있으며, 예방에 큰 도움이 되는 음식은 먹지 않는다. 또한 가공식품을 지나치게 먹은 아이들이 심리적, 정서적으로 고통받고 있다. 그러나 아무리 떠들어도 사람들은 귀담아 듣지 않는다. 사람들은 과학적 자료와 경험에서 나온 증거를 원한다. 따라서 펄먼 박사는 과학적 논문과 자신의 임상에서 나온 증거를 제공한다.

히포크라테스 선서에 나오듯이 의사는 "해(害)가 되지 않게 하는" 방법을 찾아야 한다. 해가 되지 않는 방법이란 가까이 있는 약병에 손을 대기 전에 식습관을 바꾸는 것이다. 펄먼 박사가 만난 환자들이 질병에서 해방되었다는 사실도 중요하지만 그 방법이 과학적으로 실증되기 때문에 펄먼 박사의 성공은 매우 인상적이다. 어린아이들에게 적용한 영양 과학은 아이들에게 오랫동안 건강한 몸과 높은 지능을 선물할 수 있다.

아이가 바이러스로 인한 감기와 인후염, 중이염에 걸렸을 때 처방약을 받아 약을 먹이기만 해온 부모들에게 음식을 통한 치료는 놀라울 것이다. 아이의 식사와 라이프스타일을 바꾸어 약보다 더 효과 있고 더 안전하게 치료할 수 있다. 좋은 식습관으로 병을 치료할 수 있다. 그보다 더 중요한 것은 미래의 심각한 질병을 예방할 수 있다는 사실이다. 뿐만 아니라 식생활은 아이의 지능에 중요한 영향을 미친다. 두뇌는 우리가 먹은 음식으로 구성된다. 그러므로 두뇌 활동이 활발하게 이루어지도록 하려면 영양이 풍부한 음식을 먹어야 한다.

올바른 음식을 먹는 것은 매우 중요하다. 우선 약에 대한 의존성을 크게 줄일 수 있다. "하루에 사과 하나면 의사가 필요 없다"라는 오랜 경구를 상기하라. 펄먼 박사가 많은 증거를 통해 주장하는 내용이다. 항생제 과다 사용이 좋은 예이다. 항생제는 실제 필요한 양보다 거의 열 배나 더 많이 처방되고 있다. 안타깝게도 많은 사람들이 항생제가 바이러스성 질병에 작용하지 않는다는 것을 아직도 모르고 있다. 항생제는 치료에는 아무 역할도 하지 않으면서 심각한 부작용만 낳는 경우가 많다. 항생제 남용으로 인해 항생제에 내성을 가진 생물이 나타날 수 있다. 펄먼 박사는 과도한 항생제 사용으로 천식과 알레르기 환자가 증가하는 등 위험한 문제가 나타나고 있다는 증거를 제시한다.

펄먼 박사의 권고는 단순하지만 심오하다. "올바른 음식을 먹어라. 그리고 의사와 약물과 치료를 피하라."

아이들에게 채소, 과일, 견과, 씨앗, 정제하지 않은 곡물 같은 좋은 음식을 먹이기가 어렵다고 말하는 사람들이 많다. 이 점에서 펄먼 박사의 지혜와 제안이 빛을 발한다. 나는 그의 결론에 동의한다. 부모가 자녀에게 설명해 주는 내용을 진정으로 믿고 아이들과 똑같은 음식을 먹어야 한다. 나는 7살부터 13살까지 손자가 5명 있다. 우리 손자들은 참 대견하게 잘 해왔다. 그리고 자랑스럽게 식습관을 지킨다. 펄먼 박사의 아이들도 마찬가지이다. 건강에 좋은 음식을 먹는 것은 습관이다.

이 책은 아이들이 있는 집이라면 꼭 갖고 있어야 할 필독서다. 모든 의사들의 책상에도 놓여 있어야 하는 책이다. 이 책에 나오는 내용을 즉시 실천해 보라. 그 결과에 놀랄 것이다. 당신의 자녀는 가장 좋은 여건에서 삶을 시작할 수 있다.

T. 콜린 캄벨 박사(『중국 연구』 저자) &
제이콥 고울드 슈만(코넬 대학교 영양학과 명예 교수)

■■ 프롤로그 ■■

태어나서 10년 동안 먹은 음식이
평생을 결정한다

엘리오트는 9살 때 매우 병약한 아이였습니다. 그해 7번째 중이염으로 고생하고 있었으며 심한 아토피성 피부염을 앓기 시작했습니다. 살갗이 벗겨지고 가려움에 괴로워하는 아이를 데리고 수많은 전문의를 만나보고, 갖가지 치료를 시도해 보았지만 소용이 없었습니다. 그러던 중에 혹시나 하는 마음으로 펄먼 박사를 만나게 되었습니다. 엘리오트의 식단을 바꾼 지 2달 만에 아토피성 피부병이 사라졌습니다. 더 이상 중이염으로 고생하지도 않았습니다. 더 놀라운 것은 10분도 집중을 못하고, 꼴찌를 맡아 놓고 하던 아이가 성적이 부쩍 향상되었다는 사실입니다. 펄먼 박사에게 배운 지식을 더 많이 알려 많은 아이들이 더 똘똘하고 건강해지기를 바라는 마음 간절합니다.

― 레이슬과 스튜어트 레이몬드

어떤 부모나 자녀에게 가장 좋은 것을 주고 싶어한다. 고의로 자녀에게 해가 되는 일을 하는 부모는 한 사람도 없을 것이다. 부모는 최선을 다해 아이를 돌보고, 책을 읽어주고, 놀아주고, 집에서나 학교에서나 안전한 환경을 만들어 주기 위해 애쓴다. 그러나 자녀를 먹일 때는, 무엇이 최선인지 잘 모른다. 아이들은 치즈나 파스타, 닭다리, 우유, 쿠키 같은 것만 먹는다.

음식은 우리의 몸과 두뇌에 영향을 미친다. 잘못된 식생활이 난폭하고 산만한 아이를 만든다. 가공식품이 아이들의 정신 건강에 해를 끼친다는 연구 결과가 계속 발표되고 있다. 많은 부모들이 자식은 나보다 더 나은 삶을 살기를 바란다. 그래서 자녀교육에는 아낌없이 투자한다. 하지만 학습능력의 기본이 되는 집중력과 정서 안정이 마련되어 있지 않으면 아무리 많은 돈과 시간을 투자해도 아무 소용이 없다. 그야말로 밑 빠진 독에 물 붓기인 셈이다.

식습관이 안 좋은 아이들이 자주 아프다. 반복적으로 중이염이 발병하고, 비염, 배앓이와 두통으로 고생한다. 아이를 의사에게 데리고 가면 의사는 언제나 항생제를 처방한다. 우리 주변에서 늘 보는 모습이기 때문에 우리는 아이 키우면서 당연히 겪는 일로 치부한다. 그런 모습은 절대 당연한 게 아니다.

대부분의 아이들에게는 이런 시나리오가 '일반적'이지만, 영양이 풍부한 자연 식품을 먹는 인류나 다른 동물 종에게는 일반적이지 않다. 인간은 미생물에 대항해 스스로를 방어하고 만성 질환을 예방하는 천부적인 능력을 갖고 있다. 인간은 어느 동물보다 강력한 면역체계를 갖고 있어서 우리 몸은 스스로 수리하고 방어하는 능력이 있다. 그런데 올바른 원료를 몸에 줄 때만 면역 시스템이 최선을 다해서 작동한다. 몸에 맞지 않는 음식을 먹으면 몸과 정신에 이상야릇한 질병이 발생한다. 예전에는 들어보지 못한 질환이 급속히 증가하고 있다. 이러한 현상은 부적절한 영양과 관계가 있다.

오늘날 많은 부모가 자기도 모르게 자녀를 망치는 행동을 하고 있다. 아이들에게 먹이는 음식을 통해 매일 조금씩 귀중한 작은 몸에 해를 끼친다.

많은 부모가 잘 모르고 있는 중대한 문제가 있다. 대부분의 어린이들이 먹고 있는 현대식 식사법은 나중에 암이 생길 비옥한 세포 환경을 만든다. 어른이 되어서 유방암과 전립선암 등을 예방하기는 거의 불가능하다. 암 예방을 위해서 우리는 훨씬 더 일찍, 최소한 10살 이전에 개입해야 한다. 다시 말해, 어린 시절의 식사법이 성인병을 만든다. 우리 아이들이 과일과 채소 대신에 정크 푸드(칼로리는 높으나 영양은 별로 없고 건강에 좋지 않은 인스턴트 식품)를 먹을 때, 미래에 암과 여러 질병이 발병할 토대가 마련되고 있는 것이다.

게다가 많은 아이들이 너무 자주 중이염과 알레르기를 앓는다. 이런 아이들이 나중에 어른이 되어서는 류머티스 관절염과 루푸스(류머티스 질환의 일종), 궤양성 대장염 같은 자기면역 질환을 앓게 된다. 이러한 질병의 주요 원인은 적합하지 않은 영양이다. 아이들은 세균을 서로 옮기거나 세균을 갖고 있어서 아픈 게 아니다. 먹는 음식이 부적절하기 때문에 아프게 된다. 약은 이러한 문제를 해결할 수 없다. 오직 적합한 식사만이 해결할 수 있다.

현재 초등학생 가운데 9%가 과잉행동증후군(ADHD) 진단을 받고 있다. 집중력 부족 증세를 보이는 아이들도 점점 늘어나고 있다. 학교 폭력이 날로 심각해지고 있는 현실도 간과할 수 없는 문제다. 충동적이고 폭력적인 문제아부터 집중력이 부족해 성적이 부진한 아이들에 이르기까지 해답은 역시 음식에 있다. '두뇌 음식'으로 식단을 바꾸면 아이는 물론 온 가족의 집중력이 좋아진다.

가장 최근에 발표된 조사 결과는 충격적이다. 아이들이 태어나서 청년이 될 때까지 먹는(혹은 먹지 않는) 음식이 그 후 50년 이상 섭취하는 음식보다 건강에 미치는 영향이 더 크다. 미국을 비롯해 선진국 아이들은 대부분 과일이나 채소 같은 식물성 자연 식품을 2퍼센트도 먹지 않는다. 미국 아이들은 유제품, 흰 밀가루, 설탕, 기름에서 전체 칼로리의 90퍼센트를 섭취한다. 놀랍게도 한두 살짜리 유아의 약 25퍼센트가 전혀 채소와 과일을 먹지 않는다. 15개월이 되면 프렌치프라이(감자튀김)가 가장 자주 먹는 채소가 된다.

아이들이 먹는 음식이 건강하지 못하다. 그 문제는 단순한 영양 차원을 넘어선다. 지난 20년 동안 발표된 과학적인 증거를 보면 놀랍다. 자료를 보면 음식이 암, 크론병, 루푸스 같은 자기면역 질환과 어떤 관련을 갖고 있는지 알 수 있다. 잘못된 식생활이 비행 청소년을 만드는 주범이라는 사실도 알 수 있다. 수많은 실험 결과가 우리에게 귀중한 정보를 제공해 준다. 그것을 통해 우리는 아이들이 지금 먹는 음식이 정신 건강에 어떤 작용을 하며, 미래에 발병할지 모르는 암을 어떻게 예방할 수 있는지 알 수 있다. 과학적인 증거가 충분히 있지만 일반 부모들에게 제대로 전달이 안 되고 있다.

부모들은 자녀가 성장기에 먹는 음식이 어른이 되어서의 건강에 심각한 영향을 끼친다는 사실과, 태어나서 10년이 가장 결정적이라는 사실을 여전히 모르고 있다. 많은 부모들이 자녀에게 암을 유발하는 위험한 음식을 먹이고 있다. 내 목표는 부모들이 자녀에게 귀한 선물을 줄 수 있도록 돕는 것이다. 귀한 선물이란 다름 아닌 평생 건강과 명석한 두뇌이다.

이 책은 과학적인 증거를 통해 어릴 때부터 올바른 식사법을 따르고 계속 유지하면 집중력이 향상되고 건강하게 살 수 있다는 것을 설명한다. 아쉽게도 소아과 의사와 가정의학과 의사들은 환자와 식사법에 대해서 거의 의논하지 않으며, 아이들이 무얼 먹는가는 별 문제가 아니라고 말한다. 이렇다 보니 부모들이 올바른 식습관으로 병 없이 건강한 아이로 키울 수 있다는 사실을 알지 못한다.

해결책은 간단하다. 머리가 좋아지고 질병을 예방하는 식생활은 쉽다. 조금만 관심을 가지면 건강에 좋고 맛도 좋은 식생활을 즐길 수 있다. 가족 모두가 음식으로 비만, 자기면역 질환, 당뇨병, 심장병, 암을 예방할 수 있으며 뇌를 똑똑하게 만들 수 있다. 이러한 생생한 정보를 모든 부모에게 전달하는 것이 내 사명이다. 나는 그 메시지에 달콤한 덧칠을 하지 않을 것이다. 진실은 너무 중요하다. 이 책은 과학적인 증거와 해결책을 제공해 준다. 아울러 여기서 소개하는 식단이 너무 쉽고 맛있어서 놀랄 것이다.

약으로 건강을 얻을 수 없다

나는 15년 넘게 가정의학과 의사로 일해 왔다. 나는 가족들의 건강이 서로 연관이 있다는 사실을 알았기 때문에 가정의학 전문의를 택했다. 한 사람이 변하기 위해서는 전체 가족의 라이프스타일과 식사법이 바뀌어야 한다.

나는 이런 의사가 되고 싶었다. 마을에 사는 모든 사람이 의사와 서로 잘 알고, 집에서 재배한 농산물과 사과파이로 진료비를 지불한다. 의사는 한 가족의 구성원을 모두 돌보고 의사이자 친구로서 가족들을 잘 안다. 나는 내가 진료하는 가족과 한 식구가 되는 그런 의사가 되는 꿈을 꾸었다. 농장에서 재배한 농산물을 많이 받지는 못했지만 많은 가족을 돌보는 기회는 얻었다.

아이가 오랫동안 아파서 가족들이 모두 지친 상태에서 나를 찾아오는 경우가 대부분이다. 내가 치료한 아이들이 건강을 되찾았다는 소문을 듣고서 찾아온 사람들이다. 가장 공통적인 불만은 반복적인 중이염이다. 첫 방문에서 부모들은 지난 몇 년 동안 소아과 의사나 가정의학과 의사가 처방한 항생제 리스트를 가지고 왔다. 이런 아이들 중 일부는 코 부비동 수술을 받거나 귀에 튜브를 넣는 수술을 고려할 지경이었다. 주의력 결핍과 행동 장애로 리탈린 같은 약을 복용하는 아이들도 있었다. 의사와 부모들은 그런 아이들을 정상이라고 간주한다. 대부분의 아이들이 감염성 질환을 자주 앓기 때문이다.

아이들이 만성적으로 아프면 의사들은 배운 대로 약을 처방해 환자를 치료한다. 하지만 나는 질병을 다르게 바라본다. 만일 아이가 이러저러한 병원균에 계속 감염되고, 반복적이거나 만성적으로 아프면, 나는 면역에 문제가 있다고 생각한다. 다시 말해 부적절한 식사로 인해 문제가 생긴 것으로 판단한다. 나는 약보다 우수한 영양이 치료와 예방에 있어서 최우선이어야 한다고 알고 있다. 나를 만나고 식사법을 조정하고 나서 만성적으로 아픈 아이들이 대부분 회복되었다. 그 아이들은 더 이상 약과 항생제에 의존하지 않고 건강하게 자라고 있다. 그리고 성격도 차분해지고 학교 성적도 놀랄 만큼 좋아졌다.

나는 부모들에게 만일 내 처방을 따른다면 더 이상 병원에 다닐 필요가 없다고 말한다. 자주 아픈 아이들에게 의학적인 치료나 약은 더 이상 해답이 아니다. 계속해서 의사를 찾아가는 것은 치료가 안 되고 있다는 뜻이다.

환자를 염려하는 의사는 단지 급성 질환을 치료하는 데 관심을 두지 않는다. 환자에게 예방을 가르쳐야 한다. 나는 진정한 예방은 음식과 관련이 있다는 사실을 발견했다. 임상에서 내가 경험한 것을 많은 의학 논문이 뒷받침한다. 80퍼센트가 넘는 미국인이 심장병, 당뇨병, 암으로 사망한다. 모두 영양에 대한 무지로 인한 질병이라는 사실을 기억하라.

아이들도 진실을 알고 나면 달라진다

많은 부모들이 나에게 "어린이 영양에 관한 책은 언제 나올 예정입니까?"라고 묻는다. 부모들은 정보를 갈구한다. 대부분 아이들에게 무엇을 먹여야 할지 모른다. 지금과 같은 식사법이 건강에 좋지 않다는 것은 알지만, 무엇을 어떻게 해야 할지 모른다. 또한 자녀가 건강에 좋은 음식을 좋아하게 만들려면 어떻게 해야 하는지 몰라 난처해한다. 이 책이 해답을 가지고 있다. 이 책은 몸과 두뇌의 건강에 좋은 식사법이 무엇인지 설명한다. 아울러 최고의 음식을 아이들이 좋아하게 만드는 방법도 알려 준다.

나는 4남매를 키우는 아빠로서 아이들을 건강하게 키우는 데 어려움과 시련을 겪으며 살았다. 부모들은 축구 경기장에 캔디와 도너츠를 가지고 다니고, 교실에 컵케이크와 아이스크림을 사 들고 간다. 많은 부모들이 자신도 모르게 아이들의 건강을 망치는 데 기여하고 있다. 몸이 부실하면 공부에 전념할 수 없다. 이 책은 자녀에게 먹이는 음식에 대한 관점을 완전히 바꿔 줄 것이다.

아이들은 선천적으로 자연 식품을 좋아한다. 아이들의 유전적 기질은 감언이설이나 노력 없이 자연의 하사품을 먹도록 설계되어 있다. 선천적으로 과일과 채소를 좋아한다는 의미다.

아이들은 건강한 식습관을 들이면 스스로 정크 푸드를 거부한다. 13년 넘게 내가 경험한 임상 결과를 보면 아이들이 어른보다 더 쉽게 위험한 습관을 바꾼다. 초등학생들을 만나 보면, 아이들은 건강하고 맛있는 음식을 만드는 요리법을 배우고 싶어한다. 부모님이 더 건강하게 먹게 하는 방법이나, 엄마가 건강에 좋은 재료로 요리하는 법을 배울 수 있는지 내게 묻는 아이들도 있다. 아이들은 건강과 관련된 지식에 목말라한다. 초등학교에서 아이들은 담배와 마약의 위험에 대해서 배운다. 마찬가지로 아이들에게 영양에 대한 중요한 지식을 쉽게 가르칠 수 있다. 아이들에게 적합한 방법으로 가르치면 아이들은 건강에 좋은 음식을 즐겨 먹고, 또 그런 자신에 대해 자부심을 가진다. 내 아이들이 좋은 예이다.

카라는 네 살 때 브로콜리 싹, 당근, 과일, 건포도 같은 음식을 유치원에 가지고 갔다. 친구들이 가져온 쿠키, 감자칩이 카라를 유혹하지 못했다. 카라는 "나는 건강에 좋은 음식을 먹기 때문에 절대 안 아플 거야."라며 자랑스레 말했다. 카라는 거의 아프지 않았다. 일곱 살 때 바이러스성 질환인 수두염을 앓은 것 말고는 한번도 아토피나 중이염, 비염을 앓은 적이 없다. 학교 성적도 언제나 상위권을 유지하고 있다.

카라가 일곱 살 때, 나는 동네 헬스 클럽에서 실시한 여름 캠프에 아이를 데려다 주었다. 다른 아이들은 모두 정크 푸드를 먹고 있었다. 카라가 나에게 이렇게 물었다.

"저 애들의 부모님은 자기 아이들을 사랑하지 않나요?"

"물론 사랑한단다. 지금 자기 아이에게 주는 음식이 얼마나 해로운지 모를 뿐이지. 아이를 건강하게 키우는 방법을 알려 주는 것이 아빠가 해야 할 일이란다. 아마 네가 아빠를 도와 줄 수 있을 거야."

나는 이렇게 대답했다. 실제로 이 책을 쓰는 데 카라를 비롯해 많은 아이들과 나눈 대화가 큰 도움이 되었다.

13살인 둘째 딸 제나는 건강에 좋은 음식을 아이들 입맛에 맞게 만드는 데 도움을 준다. 하루는 아이에게 이렇게 물었다. "호두는 오메가 3라는 중요한 지방을 포함하여 건강에 좋은 물질을 매우 많이 가지고 있는데, 어떻게 아이들이 호두를 먹게 할 수 있을까?" 제나는 사과 호두 서프라이즈(5장 요리법 참조)를 고안해 내는 데 도움을 주었다. 그 날 밤 우리 아이들은 모두 저녁 식사로 사과 호두 서프라이즈를 먹었다. 제나는 집에 친구들이 놀러오면 친구들과 함께 건강에 좋은 요리를 만든다. 그 아이가 가장 좋아하는 것은 배로 만든 스무디(과일·주스·우유·요구르트·아이스크림 등으로 만든 부드러운 음료)이다. 아이는 냉동 배나 신선한 배와 두유, 대추, 아마씨 등을 혼합하여 믹서에 갈아서 맛있고 건강에 좋은 음료수를 만든다. 친구들도 그것을 좋아한다. 제나가 이 책에 나오는 많은 요리법을 고안해 주고 친구들에게 테스트해 준 것에 감사한다. 그 아이는 나를 도와서 아이들이 건강한 음식을 먹도록 기여한 것을 자랑스러워한다.

아이의 입맛은 부모 책임이다

우리 집 4남매는 녹색 채소를 매일 먹는다. 심지어 3살짜리 시안도 매일 녹색 채소를 먹는다. 우리 아이들은 아기 때부터 채소를 먹었다. 5살가량 되면 아이들은 녹색 채소에 대해 많은 정보를 알게 된다. 아이들은 채소가 위험한 질병에 대항하는 면역 체계를 만들고 두뇌 건강에 필수적이라는 것을 배웠다. 녹색 채소가 어떤 식품보다 칼로리당 영양소를 많이 가지고 있다는 사실도 안다. 매일 저녁 식사 때 우리는 샐러드와 익힌 녹색 채소를 먹는다. 우리 아이들은 모두 샐러드와 녹색 채소를 잘 먹는다. 생 완두콩과 찐 완두콩으로 만든 간식이나 찐 아티초크로 만든 간식을 식탁에 올려놓으면 들며나며 잘 먹는다. 아이는 가족들의 행동을 보고 많은 것을 배운다.

한 가족이 태국에서 미국으로 이사를 오면 태국 음식을 사 먹는다. 사람들은 익숙한 것을 가장 좋아하는 경향이 있다. 10살 때까지 만들어진 식사 습관은 보통 평생을 간다.

딸 제나는 처음에는 잘게 썬 케일을 좋아하지 않았다. 그러나 우리가 모두 케일을 자주 먹고, 케일이 건강에 좋다는 이야기를 나누는 모습을 보면서 몇 번 먹어 보려고 했다. 지금은 케일이 그 아이가 가장 좋아하는 녹색 채소가 되었다. 우리는 케쉬, 두유, 양파가루, 건조 채소 양념을 혼합한 케쉬 크림소스와 함께 케일을 즐겨 먹는다.

어린아이에게 건강에 좋은 음식을 억지로 먹이면 반항심이 생겨 나중에 건강식품을 멀리한다고 걱정하는 부모들이 있다. 이런 분들에게 고등학생인 큰딸 탈리아는 좋은 예가 될 수 있다. 우리는 그 아이에게 건강에 좋은 음식을 먹으라고 강요하지 않았다. 아이는 건강에 좋은 음식이 주변에 쌓여 있는 환경에서 자랐다. 자라면서 영양에 대한 기본 교육을 받았다. 그 결과 아이는 식품이 미래 건강과 웰빙에 끼치는 영향에 대해서 잘 안다.

탈리아는 분별 있는 아이다. 언제나 완전하게 먹지는 않지만, 한 달에 몇 끼를 제외하고는 건강에 좋은 식물성 중심의 식사를 하고 있다. 그 아이는 음식에 대해 설교하거나 가르치려고 하면 친구들이 좋아하지 않는다는 것을 안다. 탈리아는 자기가 먹는 방식으로 주변 사람들을 개종시키려 하지 않는다. 단지 좋은 본보기가 될 뿐이다. 아이가 별다른 말을 하지 않았는데도 주변 친구들이 점차 변하기 시작했다고 한다. 친구들이 더 좋은 음식을 선택하고, 탈리아의 식단에 대해 질문하기 시작했다.

나는 의사이자 부모로서 내 지식과 경험을 결합할 수 있었다. 때문에 이 책은 최신 의학과 과학 정보를 담고 있으며, 그 정보를 가정에서 잘 활용하는 방법에 대해 실제적인 방법을 알려 준다. 1장은 지금의 식사 습관이 가지고 있는 문제점과 자녀를 똘똘한 아이로 키우는 데 필요한 핵심 요소를 설명한다. 2장은 영양에 관한 기본 지식을 제시하여 질병을 예방하는 데 도움을 준다. 아울러 아이가 아플 때 따라야 할 분명한 가이드라인을 제공한다. 또한 현대 의학이 가지고 있는 문제점과 약 처방의 오남용이 우리 아이들에게 어떻게 해를 끼치는지도 설명한다. 3장은 암과 자기면역 질환의 원인, 대부분의 성인 암이 어려서 먹는 음식에 주로 영향을 받는 이유를 설명한다. 4장은 자녀를 먹이면서 느끼는 어려움을 다루고, 그에 대한 해결책을 제시한다. 까다로운 식성을 가진 아이를 다루는 법과 가족이 모두 건강한 식습관을 갖는 방법을 설명한다. 5장은 가족을 위한 새로운 요리책이다. 만들기 쉽고, 아이들이 좋아하는 요리법을 제공한다.

  아빠가 되어 네 아이를 키우는 일은 인생에서 가장 의미 있고 기쁜 일이다. 아이들은 세상에서 가장 소중하고 사랑스런 존재다. 아이가 행복하고 건강하게 살 수 있는 토대를 만들어 주는 것이 아이에게 주는 최고의 선물이다.

차례

추천의 글 아이의 뇌와 몸은 아이가 먹은 음식으로 만들어진다   7

프롤로그 태어나서 10년 동안 먹은 음식이 평생을 결정한다   11

Part 1 꼴찌를 일등으로 만드는 두뇌 음식

뇌가 좋아지는 음식은 따로 있다	31
오메가 3 지방산이 부족하면 산만해진다	36
천식, 아토피 아이에게 꼭 필요한 음식	39
'완전 식품' 우유의 진짜 모습	44
아침 식사용 씨리얼이 집중력을 방해한다	49
견과류, 성장에 반드시 필요한 영양의 보고	50
고기는 정말 영양이 풍부할까	52
채소, 가장 뛰어난 단백질 함유 식품	54
비대한 몸, 빈약한 뇌	57
잠자고 있는 두뇌를 깨우는 5가지 음식	61

Part 2 병 안 걸리는 아이로 키우는 음식의 비밀

모든 약은 독이다	67
첫 번째 건강 비결, 의사와 약을 멀리하라	69
의사들이 매번 항생제를 처방하는 이유	71
항생제는 중이염 치료에 효과가 없다	75
아이들은 항생제 부작용에 훨씬 민감하다	78
미량영양소, 부족하면 병이 생긴다	81
면역력을 높여 주는 피토케미컬, 자연식품에만 들어 있다	82
최상의 컨디션을 유지하는 비결	86
질병을 일으키는 3가지 요인	88
고소한 트랜스지방, 알고 보면 우리 아이를 해치는 악마	92
소금, 알고 써야 안전하다	95

Part 3 아이 밥상, 지금 바꾸지 않으면 평생 후회한다

암 발병률이 계속 높아지는 이유	101
음식과 병의 관계를 밝혀낸 중국 프로젝트	103
자라고 있는 아이들의 세포는 10배 이상 위험하다	106
지금 먹은 음식이 24년 후에 영향을 미친다	109
빨리 성장하면 빨리 늙는다	111
빨라지는 사춘기와 늘어나는 유방암	115
10살 이전의 식습관이 가장 중요하다	118

생선, 더 이상 권장 식품이 아니다   120
아이에게 유기농산물을 먹여야 하는 이유   122
올바른 식습관이 유전을 이긴다   127

Part 4 가족의 건강은 부엌에서 시작된다

임신, 수유 중에 주의해야 할 것   133
이유식, 제대로 먹여야 병치레 안 한다   136
편식하는 아이에게 건강식 먹이는 방법   142
부모가 변해야 아이가 변한다   144
가공식품은 과식하게 만든다   146
아이가 너무 말라서 걱정이라고요?   149
아이의 식성을 바꾸는 5가지 전략   153
아이에게 식사량을 강요하지 마라   160
'하루 세 끼'를 강요하지 마라   165
아이와 아빠를 요리에 동참시켜라   169
아무 거나 잘 먹는 아이가 건강하다?   171
채식 식사에서 보완해야 할 것   175
오염된 생선 대신 DHA 보충제를 먹어야 한다   179
여드름 없는 깨끗한 피부 만드는 방법   182

Part 5 **건강하고 맛있는 밥상 차리기**

온 가족을 유혹하는 건강식 만들기	189
반드시 먹어야 하는 10가지 음식	192
맛있는 건강 요리, 누구나 할 수 있다	195
바쁘지만 건강하게 먹고 싶은 맞벌이 부부를 위한 10가지 팁	196
칼로리는 높고 영양은 없는 학교 급식을 거부하라	198
쉽고 맛있는 80가지 건강 요리 레시피	200
10일간의 추천 메뉴	220

옮긴이의 글 우리는 지금 아이에게 음식이 아니라 독을 먹이고 있다   **227**

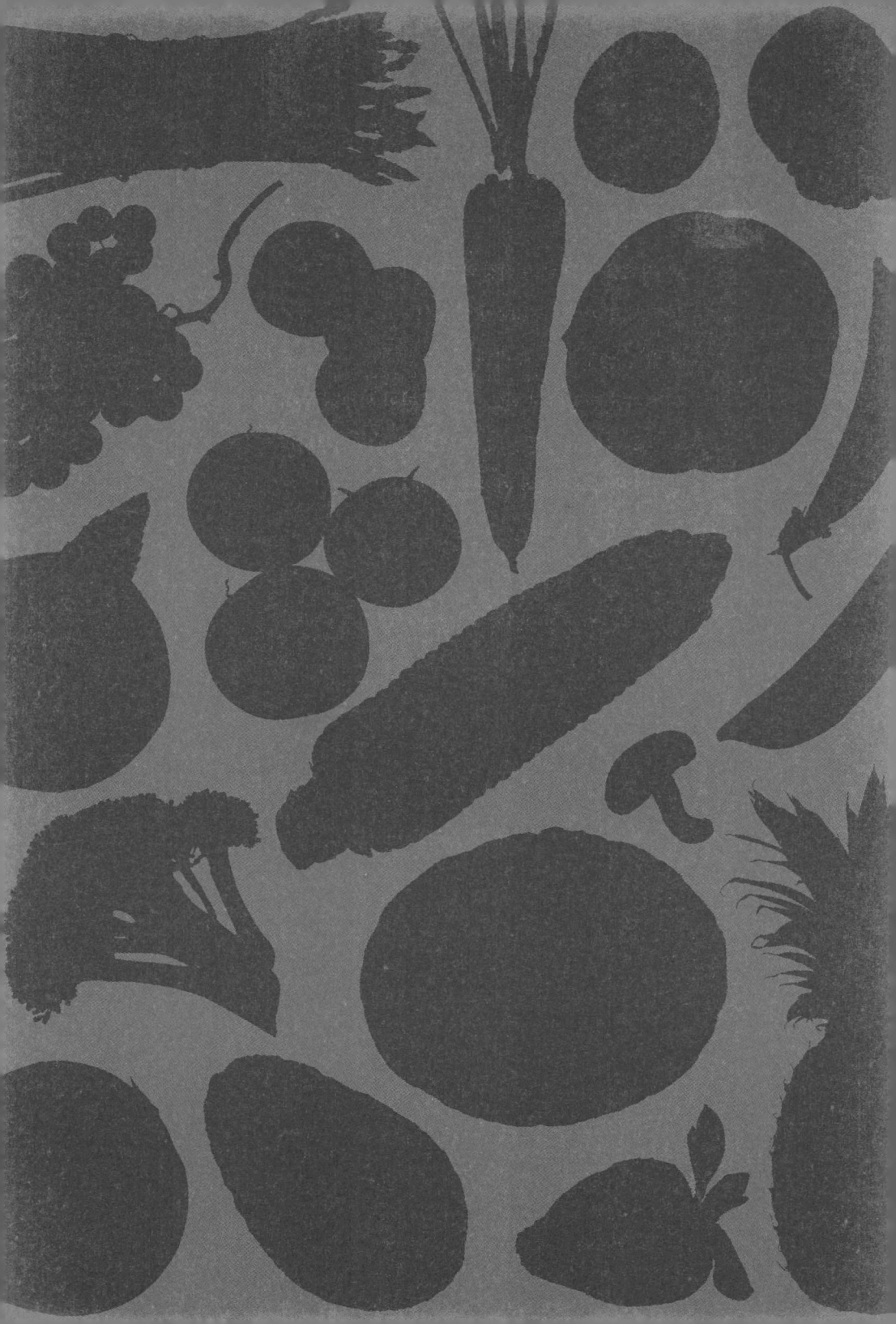

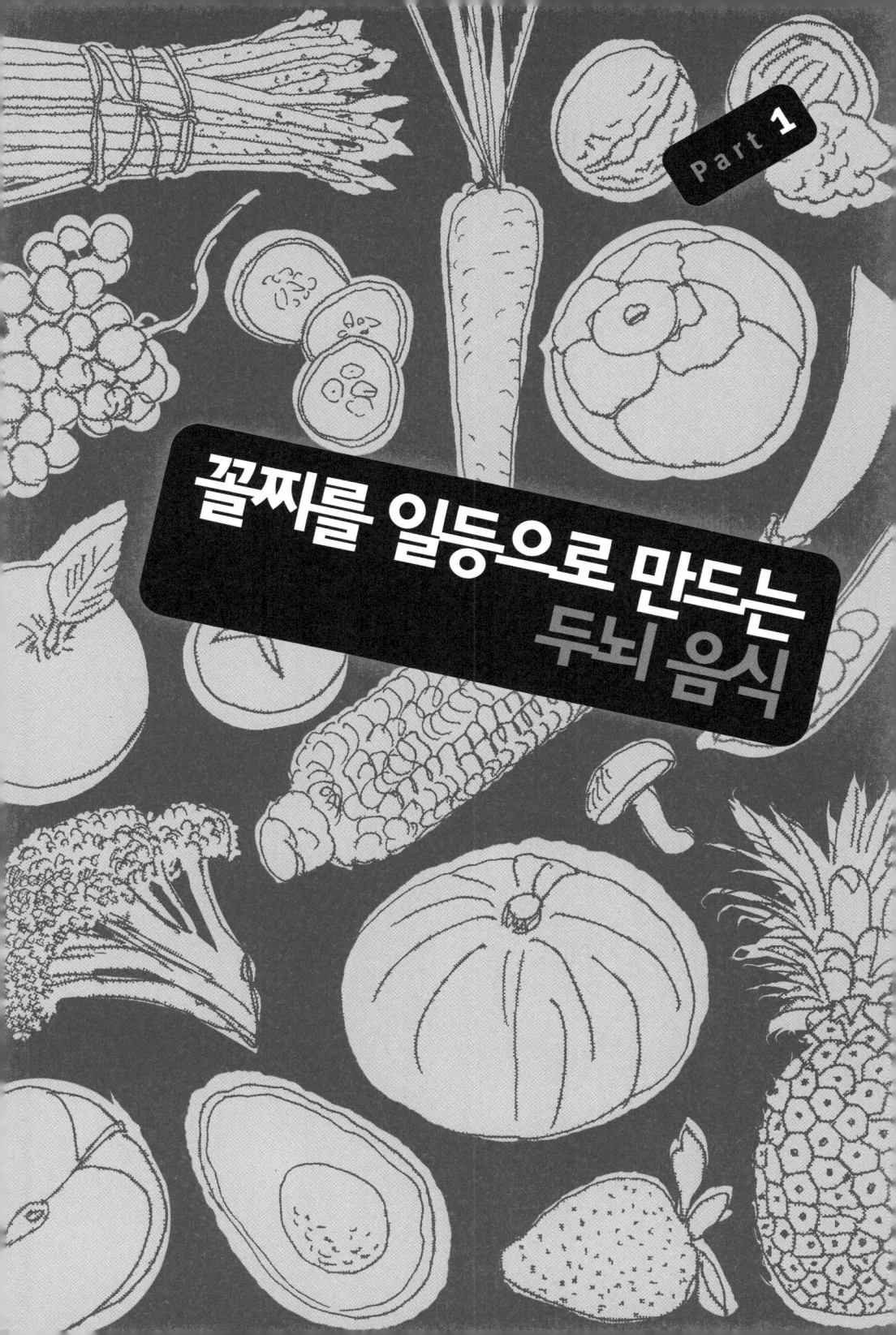

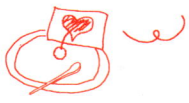

아마씨, 해바라기씨, 참깨, 호두는 뇌에 좋은 식품이다. 딸기류와 채소도 뇌에 유익한 영양소가 풍부하다. 강력한 항암 식품이 아이들의 뇌 발달에도 좋다.

●
●
●

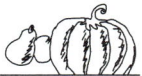

뇌가 좋아지는 음식은
따로 있다

어느 봄날, 한 어머니가 11살짜리 아들의 손을 이끌고 병원을 찾았다. 어머니는 아들 조지 그랜트를 학교에 보내고 난 이래 단 하루도 마음 편할 날이 없었다고 했다. 하루가 멀다 하고 담임선생님이 집으로 전화를 했다. 선생님들은 한결같이 지나치게 '활발한' 조지 때문에 수업을 제대로 진행할 수가 없다고 하소연했다.

엄마는 4년 동안 미술치료다 음악치료다 해서 안 해본 게 없다고 했다. 심지어 진정제를 먹이기도 했다. 하지만 아무 소용이 없었다. 급기야 며칠 전에는 학교 유리창을 깨뜨렸다는 전화를 받았다. 야구나 축구를 하다가 실수로 깨뜨린 게 아니고 친구와 싸우다가 자기 분에 못 이겨 빗자루를 창문에 던졌다고 한다.

조지 엄마가 나를 찾아왔을 때는 지칠 대로 지친 상태였다. 성적 향상은 꿈도 꾸지 못하는 처지였다. 엄마는 다른 아이들처럼 정상적으로 학교만 다녀 준다면 더 바랄게 없다고 했다.

나는 먼저 그 집의 식단을 점검했다. 엄마 아빠가 바쁜 탓에 조지의 아침 식사는 언제나 우유에 타 먹는 씨리얼이었다. 조지는 하교 길에 항상 패스트푸드 판매점에 들러 햄버거와 감자칩을 사 먹었다. 부모 모두 퇴근 시간이 늦는 편이라 저녁식사로는 냉동 피자나 라자냐를 전자레인지에 돌려서 먹거나 치킨을 사 들고 와서 먹었다. 주말이면 가족이 모두 패밀리 레스토랑에 가서 바빴던 한 주를 보상이라도 하듯 푸짐하게 먹었다.

나는 조지와 몇 차례 만나 진지하게 대화를 나누었다. 조지는 공부 못한다고 친구들에게 놀림 받고, 선생님과 부모님께 지적당하는 상황에서 벗어나고 싶어했다. 선생님께 호되게 야단맞는 날이면 자신이 아무 쓸모 없는 사람으로 느껴져 죽고 싶은 마음이 든 적도 있다고 했다. 어떤 날은 부모님을 기쁘게 해드리고 싶어 공부해야겠다고 작정하고 책상에 앉아보지만 자꾸 딴생각이 나고 짜증이 일어서 참을 수가 없다고도 했다.

나는 조지 가족에게 새로운 식단이 새로운 생활을 가능하게 해줄 것이라는 확신을 주었다. 내가 내린 처방은 다름아닌 '두뇌 음식'이었다. 두뇌 음식이란 한마디로 머리에 도움이 되는 음식을 많이 먹고, 해가 되는 음식을 먹지 않는 것이다. 도움이 되는 음식은 자연이 우리에게 선물해 준 음식이고, 먹지 말아야 하는 음식은 자연의 선물을 가공하고 변형한 음식이다. 어찌 보면 이보다 더 간단하고 자연스러운 방법도 없다. 조지네 가족은 기꺼이 내 처방에 따라주었다.

3개월 후 조지 엄마가 들뜬 목소리로 전화를 했다. 기말고사에서 조지가 1등을 차지했다는 놀라운 소식을 전해주었다.

"선생님, 이건 정말 기적이에요. 엄마인 저도 감당이 안 될 정도로 산만하고 충동적인 아이였는데, 이렇게 변할 수 있다는 게 믿어지지 않아요. 요즘엔 맨날 치고받고 싸우던 동생과도 사이 좋게 지내지 뭐예요. 이젠 동생 공부도 봐줄 정도예요. 담임선생님도 이제 조지 칭찬하시려고 전화하세요."

무엇이 꼴등을 맡아놓고 하던 사고뭉치 조지를 3개월 만에 우등생으로 만들어놓았을까? 그것이 바로 음식의 힘이다. 우리가 먹는 음식은 우리의 몸과 뇌와 마음에 결정적인 영향을 미친다. 음식은 꼴찌를 일등으로, 허약한 아이를 건강체로, 난폭한 아이를 온순한 아이로 바꿀 수 있다.

그렇다고 조지가 특별히 비싸고 귀한 음식을 먹은 게 아니다. 그저 햄버거, 피자 같은 가공식품을 줄이고, 녹색 채소와 과일, 견과류 등 영양이 풍부한 자연식품을 충분히 먹었을 뿐이다.

뇌는 관리하기에 따라 달라진다

오랫동안 과학자들은 뇌 발달이 태어나서 3세까지 거의 완성된다고 믿었다. 하지만 최근의 여러 연구는 뇌의 유연성을 거듭 밝혀주고 있다. 뇌가 유연한 성질을 갖고 있다는 말은 주인이 어떻게 생활하는가에 따라 뇌 기능이 활성화되기도 하고 쭈그러들기도 한다는 뜻이다. 지능은 타고난다거나 3세면 뇌 성장이 끝난다는 가설은 이제 폐기처분되고 있다.

지능에 영향을 미치는 요인은 여러 가지가 있다. 그 가운데 식생활에 많은 영향을 받는다. 우리는 그 동안 식생활이 뇌에 미치는 영향에 대해 심각할 정도로 주의를 기울이지 않았다. 최근 여러 연구가 이 사실을 입증해 주고 있다. 쥐를 대상으로 한 실험에서 사과를 많이 먹인 쥐가 미로 찾기 테스트에서 훨씬 높은 점수를 받았다. 또 다른 실험에서는 블루베리 추출물을 먹인 쥐가 대조군과 비교해 기억력과 집중력이 상당히 높게 나타났다.

뇌 발달에 좋은 영양소를 많이 섭취한 아이는 잠재력을 최대한 발휘한다. 뿐만 아니라 과잉 행동, 주의력 결핍, 우울증, 정신 이상 증세도 영양과 관련이 깊다. 뇌가 제대로 작동하기 위해서는 적절한 영양이 필요하다. 특히 젊은 뇌일수록 안 좋은 영양에 더 민감하다.

뇌와 눈은 주로 지방으로 이루어져 있다. 뇌세포가 세포막 유동성을 유지하고 화학적 메신저를 올바르게 인식하기 위해서는 오메가 6와 오메가 3 지방이 적절하게 필요하다. 오메가 3 지방을 너무 적게 먹고 트랜스지방을 너무 많이 먹으면 세포막이 딱딱해지고 세포 간의 대화가 원활하지 못하게 된다. 이 말은 두뇌 활동이 활발하게 이루어지지 못한다는 의미이다.

오메가 3가 풍부한 음식으로는 생선과 견과류, 씨앗 등이 있다. 하지만 생선 지방은 수은 함량이 높아 FDA는 아이와 임산부들에게 생선을 먹지 말라고 권고하고 있다. 뇌에 좋고 오염되지 않은 식품으로는 아마씨, 해바라기씨, 참깨, 호두 등이 있다. 딸기와 채소도 뇌에 유익한 영양소가 풍부하다. 강력한 항암 식품이 아이들의 뇌 발달에도 좋다.

뇌를 좋게 하는 영양소를 아이에게 골고루 먹이지 않으면 학습 능력이 떨어지고 아이큐가 낮아진다. 나중에 커서 알츠하이머병에 걸릴 확률도 높아진다.

과학자들은 모유를 먹인 아이가 아이큐 수치가 더 높다는 데 주목했다. 모유가 뇌 발달에 필수적인 오메가 3 지방과 DHA를 함유하고 있기 때문이라고 추정된다. 모유를 수유하는 엄마가 녹색 채소와 견과류, 씨앗을 충분히 먹으면 모유의 질이 더 좋아진다.

아이에게 모유를 먹이지 못했다고 해서 절망하지 마시라. 다행히 우리의 뇌는 고정되어 있지 않고 유연하기 때문에 뒤늦게라도 건강한 식습관으로 바꾸면 뇌 기능이 좋아진다. 물론 변화는 빠를수록 좋다. 아이들의 뇌는 어른보다 음식에 훨씬 더 민감하기 때문이다.

지금부터라도 가족이 모두 육류와 가공식품을 줄이고, 내가 제안하는 두뇌 음식을 먹기 바란다. 오래지 않아 아이들의 성적이 올라가고, 아이가 건강해지는 기쁨을 맛보게 될 것이다. 덤으로 엄마와 아빠의 집중력도 좋아져 업무 성과도 좋아질 것이다.

오메가 3 지방산이 부족하면
산만해진다

뇌를 생각할 때 가장 먼저 고려해야 하는 음식이 지방이다. 뇌와 눈은 거의 반이 지방으로 되어 있고, 그 중 많은 부분이 DHA이다. 오메가 3는 몸 속에서 DHA와 EPA로 나누어진다. DHA는 뇌와 눈을 좋게 하는 데 필수적인 영양소이다.

현재 아이들의 식사는 호두, 아마씨, 콩, 녹색 채소에 들어 있는 오메가 3 지방산이 매우 부족하다. DHA가 부족하면 여러 가지 병이 생긴다. 학습이 제대로 되지 않을 정도로 산만하고 집중을 못하는 아이들의 혈액을 검사해 보면 피 속에 DHA 수치가 매우 낮다. 나는 집중력에 문제가 있는 아이들의 오메가 3와 DHA 수치를 수백 번 검사했다. 건강 문제로 나를 찾아온 대부분의 아이들은 필수지방산이 위험할 정도로 낮았다.

오메가 3 지방산이 부족하면 건강과 뇌 기능에 이상이 온다. 그러므로 뇌 기능 장애의 징조를 보이는 아이들이 증가하는 것은 놀라운 일

▶ **DHA 지방산 부족과 연관 있는 증상**

충동적인 행동	수면 부족	공격성	짜증
읽기 장애	알코올 중독	우울	정신분열
지능 저하	조울증		

이 아니다. 수컷 동물은 암컷보다 더 많은 DHA가 필요하다. 그래서인지 남자아이들 중에 집중력이 부족한 아이가 더 많다.

필수지방산 섭취를 늘리고 동시에 트랜스지방 섭취를 줄여야 한다. 지금 아이들은 트랜스지방을 너무 많이 먹고 있다. 트랜스지방은 오래 보관할 수 있고, 고소한 맛을 내기 때문에 대부분의 가공식품에 들어 있다. 아이들이 좋아하는 쿠키, 튀김류는 거의 트랜스지방을 함유하고 있다. 트랜스지방을 많이 먹으면 두뇌의 정보 처리 속도가 느려진다.

최근 식품 첨가물에 대한 인식이 높아지면서 아이들에게 색소와 화학 첨가물이 든 과자와 음료수를 먹이지 않는 학교와 부모가 늘고 있다. 하지만 그것만으로는 부족하다. 정상적인 뇌 기능에 필요한 필수 영양소와 필수지방산이 부족하면 첨가물과 색소를 먹지 않는 것만으로는 해결이 안 된다.

내가 제안하는 식단의 핵심은 화학 첨가물, 트랜스지방, 포화지방 등 해로운 물질을 제거하는 데 그치지 않는다. 나는 오메가 3 지방산을 보충한 고영양 식생활이 해답이라고 확신한다. 나를 찾아온 수백 명의 아이들이 입증해주었고, 많은 논문이 뒷받침해주고 있다.

뒤에서 자세하게 다루겠지만 나는 병을 약으로 다스리는 데 반대한다. 약은 병의 원인을 치료하지 못하고 증상만 일시적으로 감출 뿐이다. 게다가 부작용도 심각하다. 또한 엄청나게 팔리고 있는 영양제에 대해서도 부정적이다. 아무리 좋은 영양제도 자연식품이 갖고 있는 수만 가지 영양소를 대체할 수 없다. 하지만 나는 종합비타민과 DHA

보충제는 아이들에게 먹이기를 권한다. 모유 수유를 하고 있거나 계획이 있다면 엄마가 신경 써서 DHA 보충제를 먹어야 한다.

아이가 학습 의욕이 없거나 산만해서 걱정이라면 지금 바로 내가 제안하는 식단으로 바꾸기를 바란다. 집중력과 기억력이 눈에 띄게 좋아질 것이다. 집중력과 기억력이 좋아지면 자연히 성적도 오르게 되어 있다.

펄먼 박사의 두뇌 음식

- 채소, 견과류, 과일 중심의 식사
- 하루에 아마씨 한 스푼(주스나 디저트에 추가)
- 적어도 하루에 호두 30그램(다른 견과류와 함께 먹어도 좋음)
- 하루에 DHA 보충제 100~600밀리그램
- 가공식품, 트랜스지방 금지
- 기름 금지 또는 최소한의 양만 사용. 필수지방은 견과류, 씨앗, DHA 보충제를 통해 섭취
- 일부 아이들은 밀가루 제품에 들어 있는 글루텐이나 유제품에 들어 있는 카제인을 피해야 한다(이런 단백질로 고통 받는 아이들에게 해당된다).

아마씨와 호두는 오메가 3 지방이 풍부하며 리그닌, 미네랄, 비타민이 풍부하다.

최근까지 DHA 보충제의 주요 원천은 생선기름이었다. 그러나 생

선기름의 원천인 해조류에서 나온 DHA를 함유한 제품이 더 좋다. 실험실에서 자란 해조류에서 추출한 DHA는 생선기름으로 만든 제품에 있을 수 있는 화학 오염물질과 독소가 없다. 나는 아이들에게 공해 없는 깨끗한 DHA 제품을 권한다. 뉴로민스Neuromins는 건강 식품점에서 살 수 있는 식물성(생선에서 추출하지 않은) DHA 제품이다. 6세 이하 아이에게는 하루 100밀리그램을, 7세 이상에게는 하루 200밀리그램을 권유한다.

'과잉행동증후군'이라는 진단을 받은 경우도 이와 다르지 않다. 이 경우는 DHA 보충제를 보통 아이들보다 2배를 먹여야 한다. 철저하게 내가 제안하는 식단을 따르고, 영양 보충제를 적절히 복용한 아이들은 3개월 안에 호전을 보였다. 변화가 보이기까지 6달이 걸릴 수도 있다. 하지만 가족이 모두 건강에 좋은 식생활을 실천하려는 의지와 바람이 있으면 시간이 걸리더라도 결국 성공할 수 있다.

천식, 아토피 아이에게
꼭 필요한 음식

지난 30년간 어린이 천식 환자가 두 배로 증가했다. 천식은 폐의 염증성 질병으로, 최근 세계적으로 발병률이 급증하고 있다. 공기 오염은 감소하는데도 천식으로 인한 고통과 사망이 계속해서 증가하고 있다.

질병관리와 예방센터에서 나온 2001년 데이터에 따르면 어린이 중 16퍼센트가 천식을 앓고 있다.

천식과 아토피는 자라는 아이들을 괴롭히는 고질병이다. 이러한 알레르기 질환을 앓고 있는 아이들은 밤에 충분히 잠을 자지 못해 스트레스가 심하다. 그 결과 성격이 예민해지고 학업 성적도 부진하다.

알레르기와 천식은 종종 꽃가루, 집먼지, 고양이털 같은 자극적인 물질에 대한 반응이거나 감염, 화학 자극제, 운동, 감정에 의해서도 촉발될 수 있는 기도의 과민 반응이다.

민감한 아이들에게 반응을 유발하는 것으로 알려진 것은 피하는 게 현명하다. 하지만 더 중요한 것은 왜 과민반응성이 되고 알레르기성이 되었느냐 하는 것이다. 왜 알레르기나 천식을 갖게 되는지 알면 만성질환을 고치는 방안을 찾을 수 있다.

천식과 아토피 발병은 라이프스타일과 식사 패턴과도 관련이 있다. 유전이 역할을 하기는 하지만 중요한 역할을 하지는 않는다. 성장하는 아이들의 몸과 분화하는 세포가 더 민감하게 만들지만 다른 측면도 있다. 좋은 식단을 채택하면 성장하는 몸은 융통성을 갖게 되고 어른보다 더 쉽게 회복될 수도 있다.

공기가 오염된 도시에 사는 것도 중요한 원인이다. 그 외에 생후 4달 이전에 어린이집에 보내는 것, 5살 전에 나무 연기나 기름 연기 또는 배기가스에 노출되는 것을 원인으로 꼽을 수 있다. 이런 경우 천식 위험성이 50퍼센트까지 증가한다. 그러나 과학적 연구는 음식이 강력하게 관련되어 있다는 것을 거듭 보여 준다. 아토피와 천식을 유발하는 또 하나의 중요한 원인은 모유 결핍과, 오메가 3 지방산을 조금 섭취하고 오메가 6 지방산을 많이 섭취하는 것이다. 동물성 식품(생선을 제외하고)은 오메가 3 지방산이 부족하다. 반면에 아마씨와 호두는 오메가 3 지방산이 풍부하다. 임신 중인 엄마가 부적절하게 지방산을 섭취하면 아이가 알레르기와 천식을 앓는 것으로 나타났다.

단백질과 지방이 풍부한 동물성 식품(고기, 치즈, 튀긴 음식, 포화지방)을 먹는 것은 알레르기와 천식의 높은 발병률과 관계가 있다. 비타민 E의 섭취에 있어서 하위 1/3에 있는 아이들이 상위 1/3에 있는 아이들에 비해 천식을 3배나 많이 가지고 있다는 연구 결과도 있다. 비타민 E는 녹색 채소와 견과류, 씨앗에 들어 있는 지용성 비타민으로 동물성 식품에는 없다. 흰빵, 버터, 마가린이 천식과 강한 연관이 있는 것으로 나타났다.

천식과 아토피에는 과일과 채소가 풍부한 식사와 적절한 양의 오메가 3 지방 섭취가 필요하다. 항산화제와 피토케미컬을 많이 함유한 식품을 먹으면 소아 천식과 아토피 발병 위험이 낮아진다. 뛰어난 영양은 과도한 염증성 반응을 정상화한다. 염증성 반응은 백혈구 세포를 유도하여 그 곳으로 흘러들어가게 하는 화학 물질을 방출한다. 그로 인해 수축과 팽창이 일어나면서 천식 증상이 나타난다. 영양 섭취가 낮으면 폐 조직은 염증을 일으키는 자극에 과도하게 민감해진다.

조단은 초등학교 3학년이다. 1학년 때 천식이 나타났다. 아이에게 소아과 의사는 흡입기를 처방했다. 그 후 운동이나 놀이를 할 때 숨이 차고 쉽게 피로해지자 증상 완화를 위해 스테로이드를 흡입했다. 조나단은 자기가 먹는 음식이 건강과 숨 쉬는 문제에 어떻게 영향을 끼치는지 알고 싶어했다. 나를 만나면서 조나단은 하루 3번 흡입기 치료하는 것을 그만두었다. 나는 그 아이에게 채소를 얼마나 먹느냐에 따라 회복될 수도 안 될 수도 있다고 말해 주었다. 아이는 매우 협조적이었다. "숨 가쁜 병을 고칠 수 있다면 흙이라도 먹을 거예요"라고 말할 정도였다. 조나단은 이제 약이 필요 없다. 8달 만에 건강해졌다.

내가 천식을 가진 아이들을 치료한 경험에 따르면 올바른 식생활이 빠른 시간 안에 천식을 해결해 준다. 아토피와 천식이 매우 심각한 경우조차 해결되었다.

제프와 브라이언은 심한 알레르기 반응을 일으키는 쌍둥이이다. 두유, 우유, 땅콩, 옥수수, 딸기, 고양이, 개 등 거의 대부분이 심한 피부 발진과 호흡 곤란을 일으키는 원인 물질이었다. 아이들은 습진성 피부, 호흡 곤란으로 몇 번 나를 찾아 왔다. 아이들이 너무 힘들어해서 천식 흡입기 치료가 매일 필요한 것처럼 보였다. 아이들은 3살 때부터 내 환자였다. 내 제안에 따라 부모는 고양이와 진드기가 없는 깨끗한 환경에서 아이들을 키우기 위해 열심히 노력했다. 아이들은 지방산 보충제를 복용했고 건강에 좋은 식사를 했다. 5살 때 바이러스성 질병에 걸렸을 때만 가끔씩 호흡 곤란을 일으켰고 7살이 되자 알레르기 질병이 완전히 해결되었다. 좋은 식생활이 심한 알레르기를 낫게 했는지 증명할 수는 없다. 하지만 좋은 식생활을 지속한 결과 아이들이 완치되었을 가능성이 매우 큰 것만은 분명하다.

지난 13년간 영양 중심으로 진료하면서 내가 약을 처방한 경우는 매우 드물다. 내가 제시하는 음식 프로그램을 따르면 대부분 약 없이 병이 나았다. 나는 아이들이 다음과 같은 질병에서 회복되는 놀라운 과정을 목격했다.

- 천식과 알레르기
- 주의력 결핍 과잉행동장애(ADHD)
- 변비와 소화 불량
- 중이염
- 아토피성 피부염
- 잦은 질병과 감염

소아 류머티스 관절염을 가진 아이들도 회복되었다. 다섯 살짜리 여자아이는 3달 동안 약을 전혀 먹지 않고 소아 류머티스 관절염이 나았다. 그 아이는 류머티스 전문의가 처방한 스테로이드제와 면역 억제

약물을 복용하지 않고, 식사 프로그램을 매우 기쁘게 따랐다. 3달 후 정상으로 돌아왔다.

아토피와 천식을 가진 아이들을 위한 식사 가이드라인
- 채소, 견과류, 과일 중심의 고영양 식사
- 매일 아마씨 기름(오메가 3 함유 기름) 한 스푼 복용
- 매일 다른 견과류와 함께 최소한 호두 30그램 섭취
- 매일 DHA 보충제 100~400mg 복용
- 비타민 A가 들어 있지 않은 복합비타민 또는 베타카로틴
- 가공식품, 유제품, 트랜스지방 금지
- 기름은 가능한 금지. 필수 지방은 생견과류와 씨앗과 DHA 보충제에서 섭취
- 알레르기를 일으키는 것으로 알려진 물질 회피

'완전 식품' 우유의 진짜 모습

수많은 아이들이 밀가루와 글루텐이 풍부한 가루 제품에 과민 반응을 보인다. 만일 아이가 자주 아프거나, 만성적으로 울혈이 생기거나, 소

화 불량으로 고생을 하면, 글루텐을 함유한 식품을 줄이거나 제거하고 나서 개선되는지 확인해 보라.

그러나 소화 불량을 일으키는 주 원인은 유제품이다. 많은 아이들이 우유에 미묘한 알레르기를 가지고 있다. 우유는 중이염을 유발하는 코막힘을 지속시킨다. 우유 단백질은 아이들에게 식품 알레르기의 주 원인이다. 또한 많은 아이들이 유당(락토오스)에 과민 반응을 보인다. 아시아인의 90퍼센트, 흑인의 70퍼센트, 히스페닉의 50퍼센트는 유당을 잘 소화하지 못한다.

빨리 자라는 소를 위해서 만들어진 우유는 칼로리의 약 반이 지방이다. 우유로 치즈나 버터를 만들면 지방 함량이 더 높아진다. 우유와 치즈는 미국인들이 건강에 좋은 식품이라고 믿고 아이들에게 열심히 먹이는 식품이다. 50년 동안 계속된 업계의 선전에 힘입어 우유의 신화가 만들어지기는 했지만 아이들에게 미치는 영향은 선전 내용과 다르다.

우유 섭취가 질병과 관계가 있다는 사실을 밝혀낸 논문이 많다. 아이들이 병에 걸리지 않고 건강하기를 바란다면 우유, 치즈, 버터를 덜 먹여야 한다. 유제품은 한정된 양을 섭취하든지 아니면 전혀 섭취하지 말아야 한다.

소아 당뇨병은 신중하게 생각해야 한다. 여러 나라에서 나온 우유에 대한 데이터 분석은 어릴 때의 우유 섭취와 (제1형)소아 당뇨병 발생 사이의 강력한 연관 관계를 보여 준다. 한 나라에서 우유 섭취가 증가할 때 소아 당뇨병도 함께 증가했다. 이 분야의 많은 연구자들은 소화기관이 충분히 발육하기 전에 어려서 우유 단백질을 섭취한 것이 원인이라고 믿는다.

당뇨병에 민감한 아이들은 우유 단백질에 대한 항체를 생산한다고 한다. 이 항체는 교차반응을 일으키고 인슐린을 생산하는 췌장에 있는 베타세포를 파괴한다는 것이다. 인슐린 의존형 당뇨병(제1형 소아 당뇨병)이 있는 아이들은 높은 수치의 우유 단백질 항체를 가지고 있다는 연구가 있다. 바이러스성 질병이 우유를 먹는 아이들의 면역체계 반응을 촉발할 수 있다는 것이 이론화되었다.

생후 3달 이전에 우유 중심의 유동식을 먹은 아이들은 우유 단백질을 섭취하지 않은 아이들보다 52퍼센트 이상 질병에 걸릴 가능성이 높은 것으로 나타났다. 유아기 동안 우유 단백질을 섭취하면 당뇨병의 위험성이 증가한다. 뿐만 아니라 유아기 이후에 우유를 많이 마시는 것도 위험성을 증가시키는 것으로 나타났다. 모유 부족과 계란이나 밀가루 같은 단백질 식품을 너무 먹는 것도 요인이 될 수 있다.

우유와 연관 있는 질병

- 아토피
- 치질
- 소아발병형(제1형) 당뇨병
- 만성 변비

- 크론병
- 중이염
- 심근경색
- 각종 경화증
- 전립선암

　우유는 사람이 필요로 하는 칼슘을 함유하고 있다. 하지만 채소를 포함한 콩, 견과류, 씨앗 같은 식품도 칼슘이 풍부하다. 지금은 칼슘 섭취를 위해 우유에 의존할 필요가 없다. 우리는 소가 칼슘을 얻는 녹색 채소를 직접 먹을 수 있으며 오렌지주스와 두유도 칼슘과 비타민 D를 강화하고 있다.

　젖을 뗀 아이에게 우유를 먹이지 않고 바로 음식을 먹이는 게 좋다. 오늘날 많은 아이들이 우유에서 주요 칼로리를 얻는다. 유아기와 소아기 아이들에게 철분 결핍 빈혈이 생기는 가장 주된 원인은 우유 때문이다. 우유는 철분이 부족하다. 또한 다른 식품에 있는 철분이 흡수되는 것을 방해할 수 있다. 우유에 대한 염증성 반응은 아이들의 소화관에서 경미한 출혈을 일으킬 수 있고, 혈액 상실과 빈혈을 초래할 수 있다. 모유는 아이를 위하여 완벽하게 설계되었다. 우유는 어린 소를 위해서 완벽하게 설계되었다.

　모유에서 나온 항체는 면역 기능과 지능을 최대화하고, 면역 체계 이상과 알레르기와 암을 예방하는 데 필요하다. 아이의 면역 체계는 2

살까지 발달한다. 갓난아기의 소화기관에는 틈(세포 사이의 공간)이 있다. 엄마의 항체가 아기의 혈관에 접근하도록 하기 위해 설계된 틈이다. 생후 2년 동안 이 틈이 메워진다. 따라서 2살까지 모유 수유를 권장하는 것은 추측에서 나온 것이 아니다. 생후 2년이 지나면 아이의 면역 체계를 보충하기 위해서 더 이상 엄마의 면역글로브린을 흡수하지 않는다. 그것이 자연의 섭리이다.

2년 동안 모유를 먹이는 것이 긴 시간으로 생각될지도 모른다. 하지만 충분한 모유 수유는 아토피와 천식을 포함한 어린이 질병을 예방한다. 최근의 한 연구는 9달 이하로 모유를 수유하는 것은 천식을 일으키는 위험 요소이고, 그 기간을 넘어 오래 모유를 수유할수록 천식의 위험이 그만큼 낮아진다는 것을 보여주었다.

아기는 한 살이 지나면 고형식을 주로 먹는다. 그러나 두 돌까지는 하루 두 번이라도 모유 수유를 병행하는 것이 좋다. 젖을 떼고 나서는 과일과 채소, 콩, 견과류, 씨앗이 풍부한 음식을 먹는 게 가장 좋다.

아이에게 우유 말고 다른 건강한 음료를 만들어 먹여 보자. 두유나 아몬드로 만든 음료 또는 콩과 아몬드를 섞은 음료를 먹여 보라. 비타민 D, 비타민 B12, 칼슘을 강화한 식품을 활용해도 좋다. 유제품이나 우유를 먹인다면 무지방 종류를 고집하라. 우리 아이들이 먹는 지방은 아보카도, 견과류, 씨앗에 들어 있는 것이어야 한다. 소에서 나온 지방은 안 된다.

아침 식사용 씨리얼이
집중력을 방해한다

현대인은 주로 가공식품에 의지해 살고 있다. 가공식품은 경제성, 대량 생산, 유효 기간, 입맛 변화의 요구에 발맞춰 발전해왔다. '가짜 식품'은 자연이 만들어낸 진짜 식품이 갖고 있는 영양소를 갖고 있지 않다.

특히 씨리얼은 아이들이 가장 좋아하는 가공식품이다. 바쁜 아침 시간에 간편하다는 이유로 씨리얼이 아침 메뉴로 자리잡아 가고 있다. ○○ 영양소가 첨가되어 있다는 문구 때문에 부모들은 안심하고 한 끼 식사로 씨리얼을 내놓는다. 하지만 아무리 많은 비타민과 미네랄이 아침 식사용 씨리얼에 추가된다고 할지라도 딸기나 상추 잎에 있는 수천 가지 식물성 영양소 조합을 따라갈 수 없다. 영양이 부족한 아침 식사를 한 아이들이 집중력이 떨어지는 것은 당연하다.

자연식품은 열을 가하고 도정하거나 제분하고 가공하면 급속하게 질이 저하된다. 유효 기간은 줄어들고, 수많은 섬세한 영양소가 상실된다. 아침 식사용 씨리얼을 예로 들어 보자. 씨리얼은 가공 과정에서 잃어버린 영양소를 되돌리려고 몇 가지 인공 영양소를 첨가한다. 그러나 거기에는 포장지에 표기된 만큼만 영양소가 있을 뿐이다.

비록 많은 사람들이 유전적인 이유나 운이 나빠서 병에 걸린다고 생각하지만 실상은 자업자득이다. 우리 몸은 우리가 먹은 음식으로 만들어진 것이다. 정제 식품, 흰 밀가루, 기름, 설탕, 가공된 '가짜' 식품으로 만들어진 몸은 아토피, 대장염, 건선, 루푸스, 천식 같은 알레르기와 자기면역 질환을 앓게 된다. 어른이 되면 소화불량, 소화성 식도염(역류), 두통, 과민성 장증후군, 자궁근종, 종양, 만성피로 등으로 고생한다. 삶의 질을 방해하는 심각한 질병은 우리가 어려서 먹은 식사에서 생긴 것이다. 정크 푸드는 싸지 않다. 몇 년 뒤 엄청난 값을 치른다.

견과류, 성장에 반드시 필요한 영양의 보고

지방이 비만, 암, 심장병의 주범이라고 믿고 껍질 벗긴 닭고기, 무지방 마요네즈와 파스타를 먹는 사람들이 많다. 그러나 저지방 곡물과 저지방 동물성 식품 중심의 식사가 해결책이 될 수는 없다. 이렇게 먹으면 피토케미컬을 풍부하게 갖고 있는 채소를 너무 적게 먹게 된다. 또한 미네랄과 건강에 좋은 지방을 섭취할 기회도 놓친다. 지방의 종류와 지방의 원천이 결정적으로 중요하다.

  생 견과류, 씨앗, 아보카도는 지방이 풍부한 식품이지만 정상적인 성장과 발달에 중요한 역할을 하는 지방을 함유하고 있고 영양소도 풍부하다. 이러한 식품은 강력한 질병 예방 효과를 가지고 있다. 그 결과는 너무나 놀랍다. 한 연구에서 생 견과류를 먹은 사람들은 견과류를 먹지 않은 사람들과 비교해 심장마비 발병률이 절반에 불과했다. 더구나 견과류와 씨앗이 질병으로 인한 사망률을 떨어뜨리고 수명을 연장하는 것으로 나타났다. 이 효과는 백인, 흑인, 노인을 포함한 다양한 인구 그룹에서 확인되었다. 견과류와 씨앗을 먹으면 더 오래 살고 심장병과 암을 예방할 수 있으며 두뇌 활동도 활발해진다. 호두, 아몬드, 피스타치오, 해바라기씨, 아마씨, 기타 여러 가지 견과류와 씨앗은 어른은 물론 아이들에게도 좋다. 견과류 섭취는 오염되지 않은 천연 원료에서 맛있고 건강한 지방을 얻는 가장 좋은 방법이다.

인간과 유인원은 견과류를 먹는 포유동물이다. 견과류는 권장 식품 목록에서 중요한 자리를 차지해야 한다. 정부의 지원으로 만들어진 권장 식품 피라미드는 사회적, 정치적 세력의 영향을 받는다. 과학적인 논의가 올바르게 반영되어 있지 않다. 아이들은 필수 지방을 생 견과류와 씨앗에서 섭취해야 한다. 그러면 건강에 더 좋은 지방을 섭취할 뿐만 아니라 그 과정에서 이로운 미네랄과 항산화제도 많이 얻게 된다.

● 땅콩 알레르기는(실지로는 콩류에 대한 것이다) 약 1퍼센트 아이들에게 영향을 끼치는데, 선진국에서 급속히 증가했다. 견과류 알레르기는 그보다 적지만 역시 증가했다. 연구는 이러한 알레르기 급증 요인을 밝혀냈다. 어릴 때 항생제를 사용(오용)했거나 모유 수유가 부족하거나 너무 빨리 고형식을 먹인 것, 구운 견과류를 먹인 것 등이 원인으로 알려졌다.

고기는 정말
영양이 풍부할까

"동물성 식품을 그렇게 적게 먹으면 어떻게 충분한 단백질을 얻을 수 있는가?"

내가 자연식 식사를 권하면 많은 사람들이 이렇게 묻는다. 사람들은 영양이 풍부한 식사는 곧 동물성 식품이 많은 식탁이라고 믿고 있다. 탄수화물 대신에 고단백질 섭취를 늘리라고 권하는 다이어트 책과 잡지 기사로 인해 혼란은 더 가중된다. 게다가 단백질, 지방, 탄수화물의 양을 정확하게 비율을 맞추어야 한다거나 체질, 발 크기, 눈 색깔, 혈액형 등에 따라 다량영양소(단백질, 지방, 탄수화물) 비율을 결정해야 한다고 주장하는 사람들이 있다. 유행을 따르는 이런 견해는 과학적으로 유효하지 않고 영양에 있어 중요한 문제를 놓치고 있다. 영양에 대해 바르게 이해하기 위해서는 먼저 다량영양소와 미량영양소의 차이를 알아야 한다.

단백질, 지방, 탄수화물은 다량영양소다. 다량영양소는 칼로리를 함유한 영양소로써 에너지를 제공한다. 미량영양소는 칼로리를 함유하고 있지 않지만, 다른 필수적인 역할을 하고 있는 영양소이다. 미량영양소에는 비타민, 미네랄, 섬유소, 생물플라보노이드, 항산화제, 피토케미컬이 있다.

현재 대부분의 사람들은 미량영양소는 부족하게 섭취하고 다량영양소(칼로리)는 필요 이상 섭취한다. 이것이 큰 문제다. 가공식품과 동물성식품은 다량영양소를 많이 함유하고 있지만, 미량영양소는 부족하다. 우리는 단백질, 탄수화물, 지방은 너무 많이 먹고 미량영양소는 불충분하게 먹는다. 이처럼 곤궁한 식사가 문제를 일으킨다. 단순화하면, 건강에 좋은 식사는 적은 칼로리(다량영양소)에서 다양하고 많은 미량영양소를 얻는 것이다.

단백질은 어디에나 있다. 동물성식품뿐만 아니라 모든 식품에 포함되어 있다. 단백질 부족은 선진국 사람들에게는 염려할 일이 아니다. 무엇을 먹든지 간에 칼로리와 영양소가 매우 부족하지 않으면 단백질은 부족하지 않다.

이미 충분히 먹은 것을 더 섭취할 때 건강에 문제가 생긴다. 과유불급은 영양에도 그대로 적용된다. 특별히 다량영양소가 과다하면 문제가 생긴다. 단백질 섭취가 늘어남에 따라 만성 질환 발병이 늘어난다는 것을 많은 연구가 보여주었다. 탄수화물과 지방의 섭취도 마찬가지다. 신경성 무식욕증 환자같이 더 많은 칼로리가 필요하고 만성적으로 영양이 부족한 사람에게는 다량영양소가 필요하다. 그러나 이미 너무 많이 먹고 있으면 모두 해롭다. 만일 이 영양소 중 하나라도 기본 필요량을 초과하면 해가 될 수 있다. 우리는 이미 너무 많은 단백질을, 특히 동물성 단백질을 먹고 있다. 가족의 식사를 개선하기 위하여 가장 간단하게 할 수 있는 일은 동물성 식품에서 나오는 단백질과 지방을 줄이고 식물성 식품에서 나오는 단백질을 늘리는 것이다.

채소, 가장 뛰어난
단백질 함유 식품

미량영양소를 최대한 많이 섭취할 때 신체 기능이 개선된다. 고혈압, 제2형 당뇨병, 고콜레스테롤과 같은 만성 질병은 쉽게 사라지고 늙어서까지 활력을 유지할 수 있다. 사람들이 암을 예방하는 식습관과 라이프스타일을 채택하면 현대 사회의 주된 사망 원인인 심장병과 암은 거의 사라질 것이다. 그리고 체중이 많이 나가는 아이들도 거의 볼 수 없을 것이다.

칼로리당 영양소가 높은 식품을 먹으면 정상적인 몸무게를 유지할 수 있다. 칼로리당 영양소를 가장 많이 가지고 있는 식품은 채소와 콩이다. 채소는 또한 단백질과 칼슘이 풍부하다. 대부분의 채소는 고기와 우유보다 칼로리당 단백질과 칼슘을 더 많이 함유하고 있다. 동물성 단백질은 덜 먹고 더 많은 채소와 콩, 씨앗을 먹으면 단백질이 결코 부족하지 않다.

단백질의 중요성이 강조되면서 우리는 음식을 통해 스스로를 죽이는 길로 나아간다. 우리는 단백질은 좋은 영양이라고 배웠고, 동물성 식품이 가장 좋은 단백질원이라고 생각한다. 이는 엄청난 착각이다. 유제품과 고기가 많은 식사는 심장병과 암을 일으킨다.

우리는 어려서부터 반복해서 들은 내용을 진리로 받아들인다. 예를 들면, 식물성 단백질은 '불완전'하기 때문에 동물성 단백질을 보충해야 한다고 몇 번이고 반복해서 듣는다. 사실 모든 채소와 곡물은 8가지 필수 아미노산(다른 12가지 비필수 영양소는 물론)을 함유하고 있다. 채소에 따라 특정한 아미노산을 더 많거나 더 적게 가지고 있다. 하지만 필요한 만큼 칼로리를 섭취하면 충분한 양의 모든 필수 아미노산을 섭취할 수 있다. 소화 분비액과 점막 세포는 끊임없이 재활용되고 재흡수되기 때문에 식사 후에 혈관에서 아미노산 합성이 완벽하게 이루어진다.

완두콩, 녹색 채소, 흰콩 등이 고기보다 칼로리당 단백질을 더 많이 가지고 있다. 또한 식물성 단백질이 풍부한 식품은 일반적으로 영양소와 피토케미컬이 가장 풍부한 식품이다. 이러한 고영양소, 저칼로리 식품을 많이 먹으면 단백질을 아주 많이 섭취하게 되고, 동시에 우리 몸은 예방 기능이 있는 미량영양소로 가득 차게 된다. 동물성 단백질은 항산화제와 피토케미컬을 가지고 있지 않고, 가장 위험한 지방인 포화지방과 밀접한 관계가 있다.

한 주에 근육을 200그램 가량 더 만들고 싶어하는 프로 보디빌딩 선수도 하루에 단백질 7그램만 더 필요하다. 성장에 필요한 충분한 단백질을 얻기 위해 복잡한 공식이나 단백질 보충제가 필요하지 않다. 운동선수도 마찬가지다. 어떤 운동을 하면 허기가 진다. 운동선수는 필요에 의해 더 많은 칼로리를 섭취함으로써 자연히 필요한 여분의 단백질을 얻는다. 많은 세계적인 운동선수가 채식 식사를 하면서도 좋은 성적을 거둔다.

▶ **식물성 식품에 있는 단백질 함량**

식 품	단백질 무게	식 품	단백질 무게
아몬드(85그램)	10	렌실콩(1컵)	18
바나나	1.2	완두콩-냉동(1컵)	9
브로콜리(2컵)	10	시금치-냉동(1컵)	7
현미(1컵)	5	두부(110그램)	11
병아리콩(1컵)	15	통밀빵(2조각)	5
옥수수(1컵)	4.2		

　동물성 단백질 섭취를 줄이고 식물성 단백질 섭취를 늘리면 콜레스테롤은 급격히 떨어진다. 채소, 콩, 견과류, 씨앗은 모두 단백질이 풍부하고 포화지방이나 콜레스테롤이 없다. 결정적으로 어떤 식품보다 영양소가 높다. 우리는 미량영양소를 가장 많이 공급하는 식품 중심으로 먹어야 한다.

　(고단백 식품인) 채소와 콩은 콜레스테롤을 낮추는 효과를 갖고 있다. 어른이 채소 중심의 식사를 할 때 콜레스테롤을 낮추는 강력한 약을 먹을 때보다 콜레스테롤 수치가 더 급격히 떨어진다. 이러한 식품은 또한 심장병, 암과 싸우는 다양한 영양소를 갖고 있다.

　동물은 다량영양소를 먹는다. 모든 단백질과 지방과 탄수화물은 광합성 작용을 통해 태양에서 얻은 에너지로 땅과 물에서 만들어진다. 그 후에 동물은 식물에서 지방, 단백질, 탄수화물을 얻는다. 아미노산은 단백질을 구성하는 단위이다. 모든 동물은 직접 혹은 간접적으로 식물에서 단백질(아미노산)을 얻는다. 사자는 영양을 잡아먹어 단백질을 얻는다. 영양은 단백질을 식물에서 얻었다. 녹색 채소(땅)는 단백질을 만드는 질소 화합물을 영양에게, 그리고 사자에게 공급한다.

성인은 하루에 20~35그램의 단백질이 필요하다고 증명한 연구가 1950년대 처음으로 실시되었다. 오늘날 평균적인 미국인이 하루에 100~120그램의 단백질을 섭취하는데, 대부분 동물성 식품에서 얻는다. 완벽하게 채식을 하는 사람들도 하루에 최소 필요량을 훨씬 상회하는 60~80그램의 단백질을 섭취하는 것으로 나타났다. 채식에서 부족하기 쉬운 영양소는 단백질이 아니라 비타민 B12이다.

지금 우리가 먹는 식물성 식품은 매우 깨끗하게 손질되어 있다. 우리가 먹는 채소와 과일에는 비타민 B12를 제공해 주는 박테리아, 미생물, 흙이 거의 없다. 동물성 식품을 전혀 혹은 거의 먹지 않을 때 약간의 비타민 B12 보충제가 필요하다.(우리나라 된장을 60도의 물에 풀거나 날 것으로 먹으면 충분한 비타민 B12를 섭취할 수 있다 – 역자 주)

비대한 몸,
빈약한 뇌

비만은 어린이들 사이에 가장 흔한 영양 문제이다. 어린이 3명 중 1명이 과체중이다. 과체중 어린이의 숫자는 지난 10년 동안 두 배로 늘었다. 집에서 식사를 하지 않고, 패스트푸드 산업이 날로 성장하고 있으며, 스낵과 청량음료 섭취량이 무섭게 늘어나고 있다. 이런 사회적 추세가 인류 역사상 가장 비만한 아이들을 키워내고 있다. 게다가 아이들이 육체 활동은 하지 않고 많은 시간을 텔레비전, 컴퓨터, 비디오 앞에 앉아서 지낸다. 부모가 적절한 영양과 활동적인 라이프스타일을 지도하지 않으면 아이들은 비만과 질병의 나락으로 떨어질 것이다. 비만아들은 어려서부터 육체적, 감성적 고통을 겪고 장래에는 심장병, 당뇨병, 암 같은 성인병으로 고생하게 된다.

많은 학교와 소아과 병원에 청량음료와 스낵 자판기가 있고, 한쪽 출구에 패스트푸드 체인점이 있다. 6,212명의 어린이를 대상으로 한 연구에 따르면, 4살에서 19살까지의 아이들 중 1/3이 매일 패스트푸드를 먹고 있다. 패스트푸드를 먹는 아이들은 패스트푸드를 먹지 않는 아이들보다 지방, 설탕, 단맛 나는 음료수를 더 많이 섭취하고, 섬유소와 과일과 채소는 덜 섭취하는 것으로 나타났다. 패스트푸드를 먹는 아이들은 하루에 187칼로리를 더 섭취하는 것으로 나타났다. 그것은 한 해에 약 3킬로그램이 불어나는 것을 의미한다.

아이들은 부모의 식탁에서 먹는 것을 배운다. 성인들도 인류 역사상 그 어느 때보다 더 많은 패스트푸드와 편의식품을 먹고 있다. 과체중 부모는 비만 유전만 물려주는 것이 아니라 식습관까지도 물려준다. 유전이 일정한 역할을 하지만 주된 역할은 아니다. 소아 비만의 주요 원인은 아이들이 먹고 마시는 음식이다.

비만 인구는 청량음료 섭취와 나란히 상승하고 있다. 지난 20년간 십대가 마시는 청량음료 양은 2배로 늘었다. 12~19살 소년들은 하루에 설탕 34티스푼을 섭취하는데 그 중 반을 청량음료에서 섭취한다. 아이들은 아주 어려서부터 청량음료를 마시기 시작한다. 청량음료 회사는 젊은이들을 대상으로 적극적인 마케팅을 한다.

　청량음료와 가공식품은 고과당 옥수수시럽(HFCS)으로 가득하다. HFCS는 살찌게 한다. 이 값싸고 농축된 설탕은 자연에서 만들어진 진짜 식품과 전혀 다르다. 음료수는 설탕, 옥수수시럽, 화학물질 외에 중독성 흥분제인 카페인을 함유하고 있다. 아이들은 커가면서 점점 더 음료수를 마시고 싶어서 못 견딘다. 사춘기가 되면 대부분의 아이들이 청량음료에 중독된다. 가장 많이 마시는 청량음료 중 열에 아홉이 카페인을 함유하고 있다. 아이들이 먹는 설탕덩어리 '액체 캔디'의 양과 신선한 농산물의 양을 비교해 보면 우리 사회가 비만을 앓고 있는 것이 당연하게 보인다.

　비만의 주된 원인은 고칼로리, 저영양소 식품을 많이 먹고 고영양소 식품을 적게 먹는 데 있다. 채소, 콩, 과일이 가장 좋은 음식이라는 사

▶ **유명한 청량음료에 들어 있는 카페인 함량**

	mg/340그램		mg/340그램
코카콜라	34	마운틴 듀	55
다이어트 코크	46	펩시콜라	38
닥터 페퍼	41	펩시 다이어트	36
멜로 옐로우	53	탭	47

실을 가족들이 마침내 깨달을 때, 우리는 비만아를 거의 볼 수 없을 것이다. 건강에 좋은 자연식품으로 된 음식을 주로 섭취하는데 비만이 된다는 것은 말 그대로 불가능하다.

아이들은 스포츠와 놀이를 통해 몸을 더 많이 움직여야 한다. 그러나 '가짜 음식'을 어려서부터 먹기 시작하면 운동만으로는 문제를 해결할 수 없다.

우리는 식품 회사, 정부, 대중 매체, 심지어 건강 권위자들을 믿을 수 없다. 이들이 우리 아이들의 건강을 지켜주지 않는다. 학교 식당은 건강에 안 좋은 음식을 아이들에게 먹이고, 부모들은 교실에 도넛을 가져다주며 학교 식당에 청량음료 자판기가 있고, 병원 로비에 패스트푸드 체인점이 있다. 이러한 현상에 대한 정치적, 경제적, 사회적인 원인에 상관없이 우리는 부모로서 해야 할 의무를 다해야 한다. 우리는 아이들에게 이 위험한 세상에서 어떻게 살고, 무엇을 먹어야 하는지를 가르쳐야 한다. 부모가 건강한 생활 태도를 가질 때 우리 자신은 물론 아이들도 건강해진다는 사실을 인정해야 한다.

잠자고 있는 두뇌를 깨우는
5가지 음식

자연식품, 과일, 채소, 콩, 견과류, 씨앗이 풍부한 건강한 식사를 하면 충분한 칼슘을 섭취할 수 있다. 기름, 흰 밀가루, 동물 근육 부분(칼슘을 가지고 있지 않은)을 주로 먹는 경우에는 유제품이 필요한 것처럼 보일 수 있다. 그러나 가공 정크 푸드와 설탕과 기름을 먹지 않고, 콩, 견과류, 씨앗, 과일, 채소 섭취를 늘리면 건강에 좋은 지방과 많은 칼슘을 즉시 얻게 된다. 건강에 좋은 음식이 두뇌에도 좋다.

아이의 잠재력을 극대화하려면 우유 지방을 줄이고 견과류, 씨앗, 두부, 채소를 먹여야 한다. 요즘 두유와 오렌지주스는 칼슘과 비타민 D를 강화하고 있다. 유제품을 줄인다고 해서 자녀가 칼슘이 부족하지 않을까 염려할 필요가 없다.

우리 몸은 채소에서 가장 효과적으로 칼슘을 흡수한다. 케일에 있는 칼슘은 59퍼센트가 흡수되는 반면 우유에 있는 칼슘은 32퍼센트만 흡수된다.

동물성 단백질과 소금을 적게 먹으면 소변으로 잃어버리는 칼슘 양이 적어져 칼슘이 덜 필요하다. 동물성 단백질과 소금을 과하게 섭취하면 소변으로 칼슘이 많이 배출되고, 칼슘 필요량이 늘어난다. 자연이 설계한 방식 그대로인 자연식품 위주로 식사를 할 때, 여분의 칼슘을 얻기 위해 염려할 필요가 없다. 채소와 과일이 골밀도와 뼈 건강을 증진시키는 데 강력한 효과를 가지고 있는 것으로 나타났다. 채소와 과일에는 뼈에 유익한 칼슘 외에도 여러 요소가 있다. 유제품, 특히 치즈와 버터를 줄이고 대신 다양한 자연식품에서 뛰어난 영양을 얻을 수 있다.

▶ 칼슘 함량과 흡수율

100칼로리에 있는 칼슘 무게	흡수된 비율	흡수된 양
탈지 우유 334mg	32%	107mg
케일 449mg	59%	265mg
청경채 787mg	54%	435mg
브로콜리 189mg	53%	100mg

▶ 일반 식품의 칼슘 함량

아몬드	1/2컵	180mg	건포도	1/2 컵	60mg
브로콜리	1컵	180mg	흰콩	1컵	261mg
우유	1컵	291mg	참깨	1/4컵	350mg
흰 강낭콩	1컵	140mg	시금치	1컵	244mg
오렌지	2개	120mg	두부	1컵	300mg

두뇌 음식으로 밥상을 바꾸는 7가지 방법

- 집에 다양한 농산물, 특히 신선한 과일, 채소, 견과류와 씨앗을 쌓아 둔다.

- 동물성 식품을 식물성 식품(콩 버거, 채소/콩 수프, 과일 디저트)으로 교체한다. 일주일에 몇 번만 흰 살코기 가금류와 계란을 먹고 다른 동물성 식품은 줄인다.

- 5장에 나오는 요리법을 활용하여 견과류와 씨앗으로 아침식사, 디저트, 소스를 만든다.

- 감미료를 제한하고 설탕, 소금, 흰 밀가루를 집에서 없앤다. 이런 재료로 만든 제품도 없앤다.

- 유제품을 꼭 먹어야 한다면 탈지 우유처럼 지방이 없는 종류를 선택한다. 일반적으로 유제품 섭취를 줄인다. 그 대신 비타민 D가 강화된 견과류로 만든 우유(nut milk), 강화 두유, 오렌지주스를 먹는다. 치즈는 집에 놓아두면 안 된다.

- 채소 수프를 한 번 만들어 하루 종일 먹을 수 있도록 큰 냄비를 준비한다. 시간을 줄일 수 있다.

- 매일 저녁 채소로 요리한 주식main dish을 준비한다.

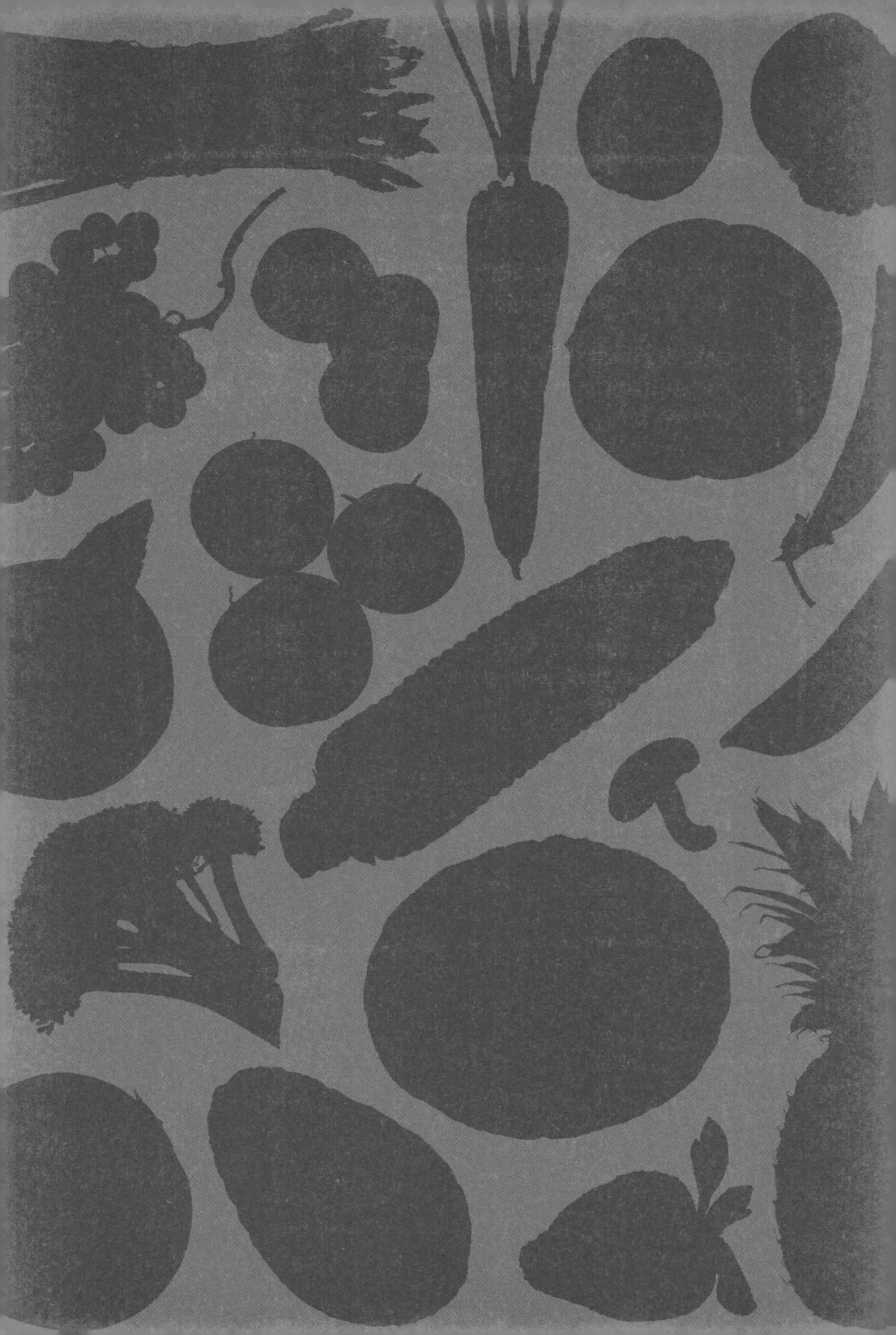

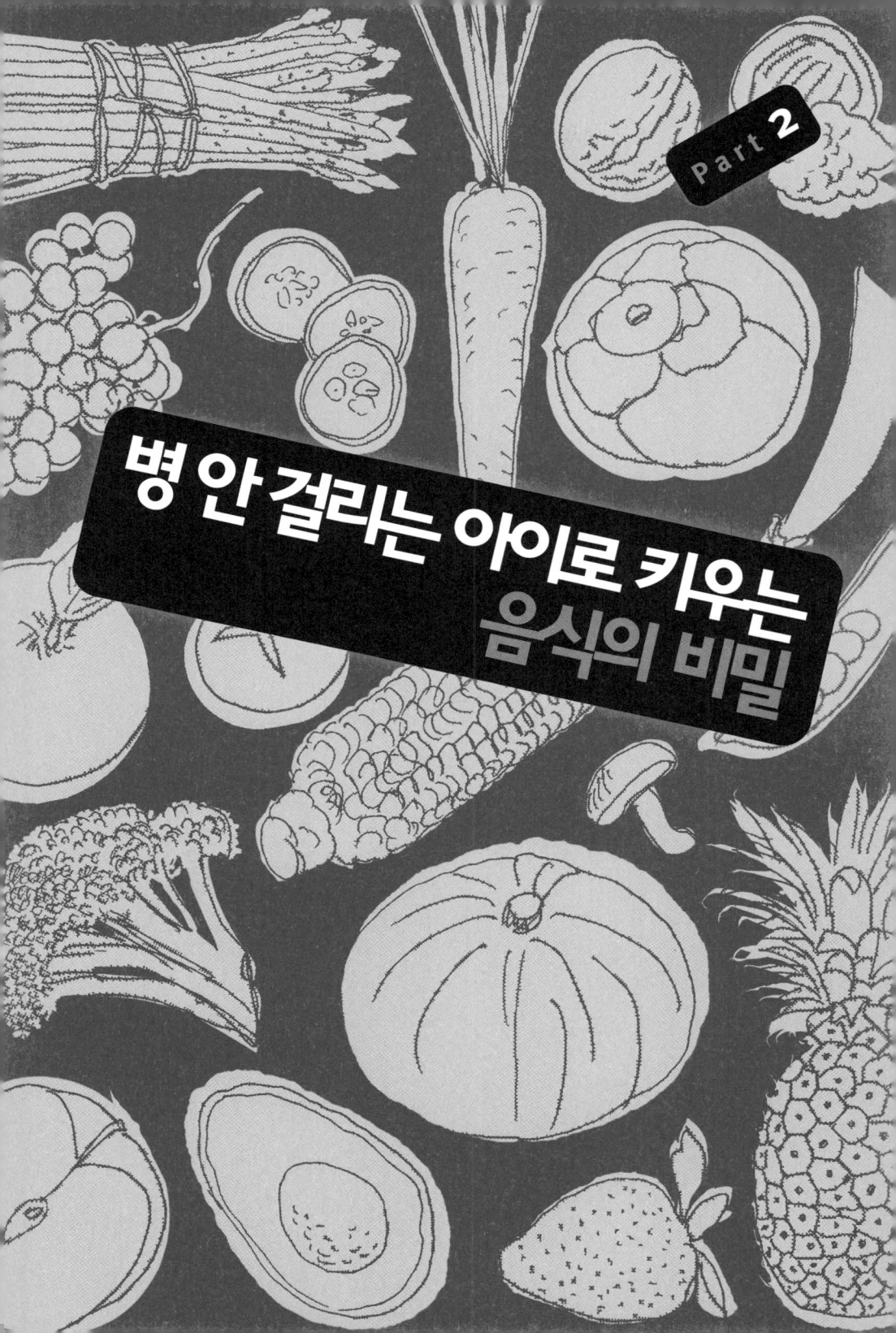

병 안 걸리는 아이로 키우는 음식의 비밀

Part 2

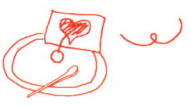

우리가 먹는 음식이 바로 우리다. 특정한 식품을 먹을 때 우리는 신이 설계한 질병 없는 육체를 갖게 된다. 필요한 음식을 먹지 않거나 잘못된 음식을 먹을 때 질병에 걸리기 쉬운 몸이 된다.

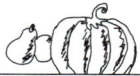

모든 약은
독이다

의과대학에서 들은 첫 약학 수업에서 교수님은 모든 약은 독소를 가지고 있고, 의사의 임무는 해를 끼치지 않는 데 있다고 말씀하셨다. 교수님은 약은 처음 시도하는 치료 방법이 아니라는 개념을 확립시켜 주었다. 먼저 라이프스타일과 식사 조절이 우선되어야 한다는 것이다. 나중에 나는 라이프스타일과 식사 조절로 질병을 치료하고 예방하는 의사가 거의 없다는 것을 알게 되었다. 나 말고는 아무도 없는 것 같았다. 대체의학을 하는 사람들조차 질병의 주 원인은 그대로 놓아두고 특효약과 요법에 열중하고 있었다.(일시적인 증상을 완화하는 침술과 부황을 포함하여 각종 요법과 대체의학에서 권유하는 각종 건강식품을 포함한다-역자 주) 우리는 알약과 요법이 중심인 사회를 살고 있다. 사람들은 문제의 본질적인 원인에 다가가기보다는 기적적인 치료를 찾아 헤매고 있다.

　의사, 동종요법사, 자연요법사, 약초요법사, 한의사, 인도 아유르베다 의사 등은 모두 특정한 부문에 적합하기 때문에 각자 가장 선호하는 치료법을 제공한다. 치료를 받는다고 해서 반드시 건강해지는 것은 아니다. 사실, 그런 요법은 이미 약해진 시스템을 더 손상시킬 수 있기 때문에 건강을 해칠 수도 있다.

　화학 물질을 해독하고, 노폐물을 제거하고, 결함을 치료하고, 상처를 회복하는 능력이 우리의 유전자 신호에 들어 있다. 치료를 위한 최적의 환경이 마련될 때 우리 몸은 뛰어난 자기 치료 능력을 발휘한다.

　담배를 피우고 술을 과하게 마시면서 대가를 치르지 않을 수는 없다. 전형적인 미국식 식사를 하면서 아테롬성 동맥경화증과 암에 걸리지 않기는 불가능하다. 질병에는 원인이 있다. 질병의 원인을 피하는 것이 귀중한 건강을 보호하는 최고의 방법이다. 전염성 병원체나 독성 물질을 제거하고 우리 몸의 자연적인 방어력을 증가시키기 위하여 증상이 나타난다. 자연에서 자란 약초나 실험실에서 만든 약이 효과가 있고 증상을 완화시킬 수 있다. 그러나 대부분 유독 화합물을 가지고 있기 때문에 효과가 있는 것이다.

　버드나무 추출물이든 존슨 앤 존슨 회사 실험실에서 만든 것이든, 약리적인 효과를 가지고 있는 물질은 몸이 반드시 제거하려고 하는 비영양 물질이다. 치료 효과나 약리 효과를 가지고 있는 물질은, 유용하거나 생명을 살릴 수 있지만 더 건강하게 해주지는 못한다. 그리고 오랜 시간 복용하면 건강에 부정적인 영향을 끼칠 수 있다.

치료약이 효과가 없다는 뜻은 아니다. 분명 효과가 있을 수 있다. 그러나 약이 작용하는 힘에 비례하여 해롭다. 아무런 대가 없이 무언가를 얻을 수는 없다. 약리적인 물질이나 약초를 복용하여 건강을 얻을 수도 없다. 건강은 최상의 영양과 좋은 습관의 결과이지 약을 복용해서 얻는 게 아니다. 그렇다고 약리적인 특성을 가지고 있는 천연 물질이나 약물을 사용해서는 안 된다는 말이 아니다. 그런 물질을 사용하면 대가(몸에 대한 독성 스트레스)를 치르며, 그러한 물질을 피하는 방식으로 살아가면 더 건강해진다는 뜻이다.

영양소(비타민, 미네랄, 필수 지방산, 피토케미컬)는 특별한 치료 효과를 가지고 있지 않다. 단지 몸이 정상적으로 기능하도록 한다. 몸이 정상적으로 기능할 때 질병 예방 능력이 커진다.

첫 번째 건강 비결,
의사와 약을 멀리하라

증상은 질병의 원인을 처리하는 몸의 자연적인 반응이다. 증상은 질병의 원인을 없애려고 나타나는 현상인데, 사람들은 증상을 병 자체로 잘못 이해한다. 예를 들어 상한 음식을 먹었을 때 하는 설사는 해로운 미생물을 씻어내는 이로운 반응이다. 약물로 설사를 멈추려고 하면 몸속에 위험한 박테리아가 급격히 증가하고, 박테리아가 혈관으로 들어갈 수 있기 때문에 해롭다. 감기와 독감 같은 급성 질환에서 열, 가래, 콧물, 기침 등의 증상은 바이러스를 제거하는 몸의 방어기제이다. 열은 뇌에서 인터페론 생산을 촉진한다. 인터페론은 바이러스와 싸우는 백혈구 세포를 더 활성화시킨다. 기침은 점액질 분비를 돕는다. 기침은 죽은 세포를 몸 밖으로 실어 날라 폐 안에 자리 잡지 못하게 예방한다.

약물로 기침과 열을 억누르면 병이 더 오래 간다. 나는 의과대학에서 기침이 억제되면 점액이 폐 깊숙이 들어가서 폐렴을 일으키기 때문에 기침 억제제는 효과가 없다고 배웠다. 가장 일반적인 기침 억제제는 덱스트로메토판과 코데인을 포함하고 있다. 플라시보(가짜약)와 감기 치료약을 비교 연구한 결과 플라시보가 효과가 더 좋았다. 아이들은 모두 3일이 지나면 매우 좋아졌다. 어떠한 증상을 가지고 있든 플라시보와 감기 치료약을 복용한 그룹 사이에 아무런 차이가 없었다.

처방전 없이 약물로 증상을 스스로 치료하는 것은 현명하지 않다. 그러나 환자의 요구에 따라 항생제를 주는 의사에게 가는 것이 더 위험할 수도 있다. 항생제는 일반적인 바이러스성 질병에는 아무 소용이 없다. 항생제는 훨씬 희귀한 박테리아성 질병을 치료하기 위해 만들어진 것이다. 물론 항생제가 반드시 필요할 때가 있다. 하지만 오늘날 사용되는 항생제 중 10퍼센트 이하만 적절하게 사용될 것이다.

일반적으로 바이러스성 질병에 걸리면 푹 쉬고 물을 충분히 마시는 게 가장 좋은 치료법이다. 배가 고프면 조리된 음식을 피하고 수분이 많은 생과일과 생채소를 섭취하면 된다. 의사와 약을 멀리 하라. 질병이 유별나거나 이상하게 심하거나 오래갈 때만 의사를 찾아가라.

의사들이 매번 항생제를 처방하는 이유

우리 아이는 18개월까지 4번 중이염에 걸렸는데, 그때마다 항생제를 복용했습니다. 아이나 부모나 참 고생이 많았죠. 우리는 항생제 치료가 아닌 더 좋은 방법을 찾아 헤매다가 펄먼 박사를 만나게 되었습니다. 박사님을 만나고 나서 박사님의 가르침에 따라 식단을 바꾸었습니다. 그 후로 아이는 더 이상 중이염으로 고생하지 않고 있습니다.

– 오디나 웨스트폴

지난 10년 동안 미국에서 항생제 사용이 50퍼센트 증가했다. 제약회사는 새로운 항생제를 개발해 의사에게 홍보한다. 의사들은 항생제 사용에 대한 임상 근거도 없이 너무 자주 약을 처방한다. 항생제 오용은 장기간에 걸쳐 면역 체계에 피해를 줄 수 있다.

항생제는 박테리아를 죽이기 위해 만들어졌다. 항생제는 바이러스를 죽이지는 못한다. 미국에서는 처방되는 항생제 중 약 90퍼센트가 바이러스성 질병에 사용된다. 불행히도 아무 소용없는 짓이다. 의사들은 박테리아가 아니라 바이러스에 의해 생기는 감기나 기관지염 같은 질병에 항생제를 습관적으로 투여한다. 항생제의 오남용은 위험하다. 한 연구에 따르면, 미국에서 감기 증상으로 의사를 찾는 환자의 절반 이상이 항생제 처방전을 가지고 병원을 나선다고 한다.

항생제 오남용은 1년에 수십 억 달러에 달하는 산업이다. 독감이나 급성 기관지염에 항생제를 투여하는 것 역시 과학적인 지지를 받지 못한다. 주로 흡연으로 인해 생기는 질병인 만성 폐색성 폐질환(COPD)이 없다면, 녹색이나 진한 가래가 있는 경우에도 항생제로 인한 치료 효과를 보지 못한다. 바이러스성 병원체도 노란색이나 녹색 점액을 만들기 때문에 가래 색깔이 박테리아가 관련되어 있다는 지표가 되지 않는다.

또한 항생제는 설사, 소화 불량, 효모의 과대 성장, 뼈 골수 억제, 간질, 신장 손상, 대장염, 생명을 위협하는 알레르기성 반응 등을 초래할 수 있다. 지난 수십 년 동안 항생제를 오남용하면서 항생제 저항성을 가진 무시무시한 박테리아가 출현하기에 이르렀다. 뿐만 아니라 항생제는 소화를 돕는 다양한 종류의 유익한 박테리아를 죽인다. 물론 항생제는 염증을 복잡하게 만들 수 있는 '나쁜' 박테리아를 죽인다. 또한 소화 기관에 살면서 질병을 예방하는 '좋은' 박테리아도 죽인다.

사람의 대변에서 수분을 빼면 총중량의 1/3 가량이 박테리아이다. 수백 가지 종류의 유익한 박테리아가 비타민 B군과 비타민 K 같은 특정한 비타민을 생산함으로써 건강에 매우 중요한 역할을 한다. 박테리아는 섬유소를 분해하고, 다른 영양 물질을 생산한다. 예를 들면, 이로운 박테리아는 짧은 고리 지방산(리포산과 같은)과 항산화제, 면역 향상 특성을 가지고 있는 영양소를 만든다. 유익한 박테리아는 이처럼 건강을 증진시켜 주는 활동을 할 뿐만 아니라 질병을 유발하는 박테리아가 활동하지 못하도록 막아주는 항박테리아 물질을 분비한다.

건강 증진 박테리아는 나쁜 박테리아를 몸에서 밀어내고 박테리아성 질병을 예방한다. 건강에 좋고, 영양소가 풍부한 식물성 중심의 식사를 하면 좋은 박테리아가 성장한다. 건강에 좋은 박테리아가 늘어나면 대장암을 예방한다고 알려져 있다. 그러므로 건강에 안 좋은 식사를 하면 몸에 해를 끼치는 세균이 성장한다.

어렸을 때 항생제를 반복적으로 복용하면 해로운 박테리아로부터 몸을 보호하는 유익한 박테리아의 수가 줄어든다. 게다가 해로운 박테리아가 더 큰 내성(나중에 항생제로 죽이기 힘든)을 가지게 된다. 장에 기생하는 100가지도 넘는 유익한 박테리아가 항생제로 인해 소실된다. 그렇게 되면 병원성(병을 일으키는) 세균과 효모가 확산된다. 반복적인 항생제 사용으로 만들어진 생태적인 공백을 병원성 세균과 효모가 채우게 된다.

장내 세균(좋은 박테리아)의 중요한 기능

- 음식을 분해하는 소화 과정을 돕는다.

- 비타민, 짧은 고리 지방산, 숙주에 의해 이용되는 단백질을 생산한다.
- 병원성 박테리아와 효모의 과잉 성장을 예방한다.
- 면역 기능을 강화한다.

병원성 박테리아와 효모의 해로운 효과

- 발암 물질을 포함한 독성 물질을 만든다.
- 심각한 염증을 만드는 박테리아성 침략자의 은신처를 만든다.
- 소화 불량을 만든다.
- 면역 교란과 자기면역 염증성 질환을 촉진한다.

신문과 잡지에 나오는 뉴스를 읽는 사람은 누구나 치명적인 박테리아가 모든 사람에게 점점 증가한다는 것을 알고 있다. 거의 매주 박테리아성 질병에 대해 항생제 내성 박테리아가 발견될 정도다. 병원에서 얻은 항생제 내성 감염으로 한 해에 십만 명 이상이(미국에서) 죽는다. 항생제는 박테리아가 상대적으로 빨리 내성을 발달시키는 돌연변이를 일으키게 만든다. 그러면 내성 박테리아가 내성이 없는 박테리아에게도 내성 유전 물질을 전달할 수 있다.

 항생제를 반복해서 사용하면 감염이 반복되고, 가벼운 질병이 악성 박테리아를 가진 심각한 질병으로 바뀔 수 있다. 정작 폐렴같이 생명을 위협하는 질병에 항생제가 필요할 때 전혀 효과를 발휘하지 못한다.

우리는 아이들에게 건강에 안 좋은 음식을 먹인다. 아이들은 감기, 독감, 기관지염, 중이염에 걸린다. 의사는 항생제를 처방한다. 대부분의 해로운 박테리아와 몸에 좋은 박테리아가 죽는다. 몸에 좋은 박테리아가 없으면 감염이 쉽고, 항생제에 살아남은 강한 악성 박테리아 병원체와 효모가 사는 은신처가 만들어진다. 이제 중이염이 더 잘 생긴다. 더 많은 항생제를 투여할수록 박테리아성 감염은 더 자주 발병한다.

항생제는 중이염 치료에 효과가 없다

귀앓이 또는 중이염은 가장 일반적인 소아 질병이고, 유아와 소아에게 항생제를 처방하는 가장 일반적인 이유가 된다. 어린이 10명 중 9명이 매년 최소한 한쪽 귀가 감염된다. 이런 아이들 중 1/3이 중이에 물이 차는 만성 울혈이 생긴다. 이로 인해 아이들은 청력을 상실할 수 있고, 고막절제술이나 튜브를 귀에 넣는 수술을 받아야 하는 처지가 된다.

누워서 젖병으로 분유를 마시는 아기들은 우유와 주스가 귀 안의 유스타키오관으로 들어갈 수 있다. 그로 인해 중이염이 발생하는 경우도 많다. 적어도 생후 1년간 모유를 먹는 아이들은 빨리 젖을 뗀 아이들보다 중이염 확률이 낮다.

연구에 따르면 어려서 걸리는 대부분의 중이염은 박테리아성이 아니라 바이러스성이다. 바이러스성이든 박테리아성이든 중이염은 대부분 항생제를 쓸 필요 없이 저절로 잘 낫는다. 미국에서는 일반적으로 중이염을 항생제로 치료한다. 박테리아성이든 아니든 상관없이 아이들은 소소한 질병에 항생제 처방을 받는다. 이러한 악순환은 수없이 반복된다. 그로 인해 성인이 되어서 다른 문제가 생긴다.

일부 유럽 국가에서는 중이염이 치료약 없이 85퍼센트가 금방 낫기 때문에 지속적인 손상이나 고통이 있을 때만 중이염에 항생제를 사용한다. 연구에 따르면 대부분의 중이염이 바이러스성 병인이다. 예를 들면, 미생물학 조사에서 75퍼센트의 소아 중이염이 일반적인 호흡기 바이러스에 기인했다. 항생제는 심각하거나 생명에 위협이 되는 감염에만 사용해야 한다. 증상이 3일 안에 개선되지 않고 계속해서 액이 흘러나오거나 열이 나거나 아플 때만 항생제로 중이염을 치료하도록 권고하는 의사가 늘고 있다. 대신 아이들이 너무 불편해서 잠을 잘 못 자면 액체 상태의 귀약과 고통 완화 장치를 사용할 수 있다.

높은 열이나 심한 허약을 동반한 비정상적인 경우나, 환자가 화농성 수막염이나 심각한 박테리아성 감염 병력이 있을 경우에만 항생제로 치료한 168명의 아이들에 대해서 보고한 연구가 있다. 연구자들은 일반적인 회복 과정과 비교해 잘 낫지 않는 아이들을 추적했다. 급성 중이염 증상을 나타내는 아이들 중 6퍼센트 이하에게만 항생제를 처방했다. 유양돌기염, 수막염, 항구적인 청력 상실 같은 심각한 합병증 등은 전혀 나타나지 않았다.

9개 나라에서 실시한 국제적 연구 결과도 있다. 3천 명이 넘는 아이들을 추적한 결과 항생제가 중이염 회복에 도움이 되지 않았다. 조사 결과 약 98퍼센트의 미국 의사들이 일상적으로 항생제를 처방했다. 조사한 나라 중 가장 높은 수치였다. 중이염 예방에 가장 크게 영향을 미치는 변수는 모유였다.

네덜란드 소아 환자들에 대한 연구에서는 중이염을 가진 아이들(6개월에서 2살까지) 절반에게 플라시보(가짜약)를 주었고 나머지 절반에게는 10일 간 아목시실린이라는 항생제를 주었다. 부모들은 상세한 증상과 호전 일기를 기록했다. 아이들은 모두 4일째와 11일째에 재검사를 받았다. 그리고 6주 후에 고막운동성 검사와 귀 검사를 위해 연구자가 아이들의 집을 방문했다. 열이 나는 기간은 치료 그룹에서는 평균 2일이었고 플라시보 그룹에서는 3일이었다. 치료 그룹에서는 평균 8일이 지나서 완치되었고 플라시보 그룹에서는 9일이 지나서 완치되었다.

카일이 3살이었을 때 중이염으로 14번이나 항생제 처방을 받았습니다. 의사는 카일이 항생제를 무기한 복용해야 한다고 말했지요. 펄먼 박사는 우리 가족 모두에게 건강에 좋은 지방산을 함유한 '치료 다이어트'를 하도록 권했습니다. 그 결과 카일은 중이염에서 해방되었습니다. 다른 두 아이도 다시는 중이염에 걸리지 않았습니다.

– 조이시 브래진스키

미국 가정의학과 학회와 미국 소아과 학회는 중이염을 치료하는 새로운 가이드라인을 발표했다. 가이드라인은 정책과 사고에 있어서 중요한 전환을 보여준다. 가이드라인은 중이염을 앓고 있는 아이에게 처음부터 항생제를 처방하지 말고 고통을 참고 견디게 하다가 이틀이나 사흘 뒤에도 개선되지 않으면 항생제를 처방하라고 장려한다. 나는 의사들이 이 메시지에 귀를 기울이기를 바란다.

아이들은 항생제 부작용에 훨씬 민감하다

어린 나이에 항생제를 복용하면 알레르기(아토피), 천식 등 질병에 걸리기가 쉽다. 의학 연구는 천식, 고초열(주로 식물의 개화기에 나타나는 알레르기성 비염), 아토피성 피부염이 늘어난 원인이 어릴 때(특히 첫돌 이전) 잦은 항생제 복용과 관련이 있다고 보고 있다. 7,500명 이상이 참가한 최근의 한 연구에 따르면 어려서 중이염에 자주 걸린 아이는 나중에 천식에 걸릴 가능성이 높은 것으로 나타났다. 항생제 처방 횟수가 많을수록 숨 헐떡거림(천명)과 천식에 걸릴 위험이 많아졌다.

어려서 항생제를 복용하는 것이 어른이 되어 크론병(국한성 장염)에 걸리는 것과 관련이 있다는 사실도 밝혀졌다. 항생제와 크론병의 관련성에 관한 연구가 계속되고 있으며, 관련성이 재차 확인되고 있다.

크론병이 최근 수십 년간 급증했기 때문에 연구자들은 단서를 쫓고 있었다. 내장 세균이 크론병과 자기면역 질환의 발병과 밀접한 관계가 있다는 설득력 있는 증거가 증가하고 있다. 1,460명의 대조군과 크론병 환자 587명에 대한 비교 관찰에서, 연구자들은 과거 항생제 사용자가 위험성이 크다는 결과를 보고했다. 크론병 환자들은 과거에 두 배나 많은 항생제 복용 경험을 가지고 있었다.

항생제의 독성도 문제지만 몸 안에 있는 유익한 세균의 멸절도 암 발병에 영향을 미칠 수 있다. 유방암 환자 2,266명과, 무작위로 차출한 7,953명의 여성을 비교 연구한 사례가 있다. 전산화된 약 조제 기록에서 항생제 사용을 추적했다. 미국의학협회 기관지에 연구 결과가 실렸는데, 17년 동안 항생제를 25번 이상 처방받은 여성들이 항생제를 전혀 처방받지 않은 여성에 비해 유방암 위험성이 2배 이상 많았다. 며칠만 항생제를 복용한 여성은 위험이 더 작아졌다. 17년 동안 몇 차례라도 항생제 처방을 받은 여성들이 항생제를 전혀 복용한 적이 없는 여성들보다 유방암 가능성이 1.5배 더 많았다. 항생제의 종류에 상관없이 위험이 나타났다.

어린아이들은 면역 체계가 발달하고 있고 급속하게 세포가 분화하기 때문에 약과 항생제의 부작용에 훨씬 더 민감하다. 해가 없는 약은 없다. 아이들은 어른들보다 더 심한 부작용으로 고생한다.

7살 된 스테파니 로저스가 나를 찾아왔다. 부모는 7살 때까지 1,643 달러어치 항생제를 67번에 걸쳐 처방한 인쇄물을 나에게 건네주었다. 소아과에서 열이나 감기로 인한 작은 질병에 항생제를 처방하기 시작하자 중이염, 축농증으로까지 발달했다. 마침내 4살경에는 이비인후과 전문의에게 찾아갔다. 5살 때 15번 항생제 처방을 받았다. 그 아이가 나를 만난 첫 해에 가족이 모두 식사 스타일을 바꾸었다. 스테파니는 전반적으로 잘 해냈다. 다음 해 겨울, 아이가 계속 고열과 고통스런 귀앓이로 힘들어할 때 나는 항생제를 딱 한 번 처방했다. 그 후에는 한 번도 항생제를 처방하지 않았다.

미국 질병관리와 예방센터는 의사들에게 항생제 내성 박테리아의 발생을 낮추기 위해 항생제 처방에 좀더 신중할 것을 몇 년째 요청하고 있다. 불필요하고 과도한 처방으로 인해 생명을 위협하는 질병이 출현했을 때 항생제는 효과가 없게 된다.

여기서 한 가지 짚고 넘어가야 할 문제가 있다. 아이들이 왜 그렇게 감염에 약할까? 아이들의 영양 상태에 대해서는 많은 사람들이 인식을 못 하고 있다. 자연식 식사와 함께 2년 동안 모유 수유를 하는 것이 약을 멀리하는 가장 효과적인 방법이다. 우리 네 아이들은 한번도 약을 먹지 않았다. 그리고 내가 진료하는 아이들은 중이염과 박테리아성 질병을 반복해서 앓지 않는다. 결코 운이 좋아서가 아니다.

건강한 인체는 항생제 없이 질병과 싸우고 회복하는 엄청난 능력을 가지고 있다. 몸이 스스로 치료하도록 내버려두면 회복이 다소 느릴 수 있다. 그러나 더 완전하게 치료된다. 건강에 좋은 음식을 먹은 아이들이 세균에 의한 심각한 질병과 합병증에도 더 강하다.

미량영양소, 부족하면 병이 생긴다

모든 유인원(인간을 포함하여)은 정상적인 기능과 건강을 유지하기 위해서 특정한 영양을 필요로 한다. 모든 유인원은 맛을 볼 수 있고, 색깔을 구분한다. 또 항산화제와 피토케미컬을 필요로 하며 비타민 C, 비타민 K, 엽산 등 식물에서 파생한 영양소를 많이 필요로 한다. 유인원은 맛을 식별하고 색깔을 구분하는 능력을 갖고 있어서 신선하고 잘 익은 과일을 알아보고 끌린다. 이 점은 유인원의 식사에 중요한 요소이다. 유인원은 다양한 음식을 원하며 이로써 다양한 영양을 섭취한다. 그래서 유인원은 질병 없이 오래 살 수 있다.

식물에서 파생한 영양소가 부족하면 면역 기능 장애가 일어난다. 이로 인해 잦은 감염, 알레르기가 생기며, 궁극적으로는 암이 생긴다. 유인원들 또한 야생이나 농장 혹은 숲속에서 구할 수 있는 자연식품이 많이 필요하다. 유인원의 면역 체계에 연료가 되는 미량영양소(과일과 채소, 견과류, 씨앗, 콩, 통곡식)가 식사의 기본이 되어야 한다. 그래야 질병에 저항하면서 건강을 유지할 수 있다.

수의사와 사육사들은 각각의 동물 종이 성장하는 데는 종의 특성에 딱 맞는 자연식품이 필요하다는 것을 잘 안다.

인간은 무슨 영양이 필요한지 잘 모르기 때문에 고생을 한다. 우리는 스스로를 죽음으로 몰고 가는 음식을 만들어 팔고 사는 지경에까지 이르렀다. 우유, 치즈, 파스타, 빵, 설탕덩어리 스낵과 청량음료가 중심이 된 식사는 나중에 암, 심장병, 당뇨병, 자기면역 질환의 토대가 된다. 설탕, 흰 밀가루, 치즈, 버터만 해로운 게 아니다. 당연히 먹어야 할 것을 먹지 않는 것도 많은 문제를 일으킨다.

요즘 아이들이 먹고 있는 음식에서 섭취한 칼로리를 계산하면, 신선한 과일, 채소, 콩, 견과류, 씨앗 같은 자연식품에서 얻은 칼로리는 전체 칼로리의 5퍼센트 이하다. 정제하지 않은 식물성 식품을 이렇게 적게 섭취하면 여러 가지 질병에 걸리고 수명이 단축된다.

면역력을 높여 주는 피토케미컬, 자연식품에만 들어 있다

면역 체계가 제 기능을 하는 데 필요한 식물 파생 영양소는 수만 개도 넘는다. 몇 가지만 살펴보도록 하자.

엽산은 채소, 콩, 과일에 들어 있다. 특히 녹색 채소에 많다. 자궁에 있는 신경관 손상 질환이 늘어난 원인은 엽산 부족과 관계가 있다. 엽산 부족은 심장병과 유방암 같은 질병과도 관계가 있다. 이렇게 위험성이 증가하는 원인은 엽산 부족만이 아니다. 엽산이 풍부한 식품에 들어 있는 수많은 다른 영양소가 부족하기 때문인 것으로 보인다. 미국식 식사는 과일과 채소가 부족하기 때문에 의료 당국은 가임 여성들에게 엽산 보충제를 복용할 것을 권유한다. 여성들에게 엽산이 풍부한 녹색 채소가 부족한 식사가 위험하다고 알려 주지 않고 엽산 보충제를 권유하는 것이다. 부족한 엽산 섭취가 영양상의 유일한 문제인 것처럼 말이다. 엽산을 보충제가 아닌 채소에서 얻는다면, 수천 가지 다른 영양소를 섭취할 수 있다. 개별 영양소에 초점을 맞추는 영양 가이드는 심각한 질병을 초래하는 식습관을 지속시킨다.

비타민 K도 역시 녹색 채소에 들어 있다. 산모와 신생아에게 비타민 K 수치가 낮으면 신생아가 태어나자마자 뇌출혈을 일으킬 가능성이 높다. 미국식 식사는 비타민 K가 낮기 때문에 미국 병원에서 태어난 모든 신생아는 태어나자마자 바로 비타민 K 주사를 맞는다. 당국은 완전한 식품을 먹도록 지도하지 않고 다시 한번 단편적인 영양 가이드를 제공한다.

만일 여성들이 녹색 채소와 신선한 과일이 아주 중요하다는 교육을 받았다면, 산모는 엽산 보충제를 먹지 않아도 되고 신생아는 비타민 K 주사를 맞을 필요가 없다. 임신한 여성이 식습관을 바꾸었다면 아마도 수만 명의 아이들이 소아암의 비극을 면했을 것이다. 심한 림프성 백혈병(ALL)은 가장 흔한 소아암이다. 발병 후에는 가장 보편적인 조기 사망 원인이다. 이는 임신 바로 전과 임신 중에 채소와 과일을 적게 먹은 것과 밀접한 관계가 있다.

우리에게는 비타민과 미네랄이 매우 필요하다. 과학자들은 수많은 미량영양소가 인체에서 어떤 역할을 하는지를 발견했다. 그러나 많은 사람이 자연식품을 먹고 자연 상태에서 이러한 영양소를 얻으려 하지 않고 영양 보충제에 의존한다. 영양 보충제 산업이 폭발적으로 성장했다. 수많은 사람들이 건강 개선과 질병 예방을 위해 여러 가지 종류의 영양 보충제를 섭취하는 지경에까지 이르렀다. 그러나 불행하게도 별 효과가 없다. 비타민 보충제가 심장병과 암으로부터 우리를 보호하지는 못한다.

몇 가지 영양소를 영양 보충제로 대체하는 단편적인 사고방식은 큰 문제점을 갖고 있다. 과일과 채소를 필요한 만큼 충분히 먹지 않아 놓치는 영양소는 보충제로 해결할 수 없다.

현대 미국식 식사는 분명히 적절하지 않다. 대부분의 미국인들이 영양 보충제를 먹는데도 영양 결핍으로 인한 질병으로 사망하는 비율이 지난 30년 동안 거의 변하지 않았다. 여전히 심장병, 당뇨병, 심장 발작, 암으로 80퍼센트 이상의 미국인이 사망한다. 영양 보충제를 먹는 사람과 먹지 않는 사람이 똑같이 이러한 질병으로 사망한다. 우리는 비타민과 미네랄에 대해서 아는 바가 많다. 그런데도 식사와 관련된 질병이 여전히 많은 이유를 반드시 직시해야 한다.

좋은 음식을 먹는 것이 건강의 기초이다. 영양 보충제는 좋은 음식을 대체할 수 없다. 그래서 보충제라고 불린다. 종합비타민은 여전히 많은 사람들에게 사랑받고 있다. 약 40가지 비타민과 미네랄을 꼭 섭취해야 한다고 알려져 있다. 비타민 B12와 B6, 엽산, 니아신, 철분, 아연, 셀레늄이 부족하면 DNA에 한두 개의 유전자 파괴가 생겨 방사선 손상을 자극하는 것으로 보인다. 미국인의 절반 이상이 비타민과 미네랄이 부족하다. 영양소 수치가 만성적으로 부족해 세포 안에 많은 독소가 머문다. 독성 부산물 축적은 세포의 노화를 촉진하고 암이 번성하기에 유리한 환경을 만든다. 낮은 영양소 섭취는 암과 심장병 발병의 요인이다. 다양한 영양소를 제공하는 보충제를 복용하는 것이 다소 도움이 될 수 있지만 충분한 해결책은 아니다. 여기서 암에 대한 이야기를 해야겠다.

최근 몇 년 동안 과학자들은 피토케미컬이라고 불리는 미량영양소를 발견했다. 이 영양소는 암 예방에 매우 중요한 역할을 한다. 자연(가공하지 않은) 식물성 식품에 있는 피토케미컬 영양소는 1만 2천 개가 넘는 것으로 최근에 밝혀졌다. 1900년대 초 처음 비타민이 발견된 이후 처음으로 피토케미컬에 대한 연구로 많은 과학자들이 흥분하고 있다.

이러한 영양소는 발암 물질을 해독하고, 프리래디컬(활성산소)을 비활성화하며 DNA 손상을 수리하는 메커니즘을 활성화하기 위하여 협력한다. 1만 2천 개가 넘는 피토케미컬은 면역 체계 방어에서 주전 역할을 한다. 과학자들이 주목하듯이 이 새로운 물질을 충분히 다양하게 먹지 않으면 세포가 더 빨리 노화된다. 또한 노폐물과 독성 물질을 해독하고 제거하는 인체의 천부적인 능력을 유지하지 못한다. 이 새로운 부류의 항산화물질은 퇴행성 질환을 예방하는 데 필수적이다.

보충제로는 충분한 양의 다양한 피토케미컬을 얻을 수 없다. 많은 것이 아직도 발견되지 않았기 때문에 식품에서 얻어야 한다. 과일과 채소를 먹지 않으면 병에 걸리지 않게 지켜 주는 대부분의 영양소를 놓치는 셈이다.

최상의 컨디션을
유지하는 비결

우리가 먹는 음식이 세포를 구성하는 물질을 만든다. 궁극적으로 우리가 먹는 음식이 바로 우리다. 특정한 식품을 먹을 때 우리는 신이 설계한 질병 없는 육체를 갖게 된다. 필요한 음식을 먹지 않거나 잘못된 음식을 먹을 때 질병에 걸리기 쉬운 몸이 된다. 우리가 먹은 음식은 연료(칼로리) 이상으로 더 많은 것을 공급한다. 음식은 뇌를 포함한 인체 조직을 구성하는 원재료를 제공한다. 중요한 영양소는 생각을 지배하는 신경 전달 물질과 뇌세포 수용체를 만든다. 식사는 몸을 구성하는 모든 세포를 만드는 원재료를 공급한다. 세포가 높은 수준의 기능을 하기 위해 합병하는 데 수천 개의 화학적 화합물질이 필요하다. 이러한 필수 화합물질이 조금 없더라도 일상적으로 살아갈 수는 있다. 인체 기관은 유연하고 탄력성이 있다. 하지만 모든 필수 성분이 없으면 인체는 건강을 유지하려는 잠재력을 상실한다. 그 결과 만성 질병이 생긴다.

올바르게 먹는 것은 단순하게 질병을 예방하는 데 그치지 않고 충만한 삶을 살도록 도와준다. 올바르게 먹으면 위통, 두통, 소화불량, 변비, 비염 같은 증상 없이 매일 상쾌한 기분으로 살 수 있다. 제대로 먹으면 에너지가 충분한 상태에서 잠을 깨고, 최상의 컨디션에서 일을 하고, 젊음을 유지하면서 우아하게 나이 먹을 수 있다. 그러나 성장기에 잘못된 연료가 공급되면 우리 몸은 손상을 입기 쉽다. 세포의 노화와 관련 있는 만성질환(암, 고혈압, 심장 동맥 질환, 제2형 당뇨병, 퇴행성관절염, 파킨슨병, 알츠하이머병)은 노화에 따른 어쩔 수 없는 결과가 아니다. 어려서부터 시작된 잘못된 식습관이 원인이다.

일생 동안 올바르게 먹으면 건강하고 젊게 살 수 있다. 약봉지와 수술에 의지한 채 고생스럽게 노후를 보낼 이유가 없다. 의학은 질병의 진행과 노화를 늦추는 역할을 하지 못한다. 우수한 영양이 젊음의 유일한 기초이다.

질병을 일으키는
3가지 요인

유전이 발병에 일정한 역할을 하고 있고, 누구나 유전적 약점과 소인을 가지고 있다. 하지만 지금은 영양, 운동, 환경이 유전보다 훨씬 더 큰 역할을 한다. 예를 들면, 중국 농촌에 살고 있는 사람들은 2퍼센트 이하의 심장병 발병률을 가지고 있다. 하지만 미국으로 이민 오면 자녀들은 미국인들과 똑같은 상황이 된다. 미국인 중 약 50퍼센트가 심근경색과 심장 발작으로 죽는다. 몸을 돌보지 않으면 많은 문제가 생긴다. 그때 생기는 문제는 유전의 영향을 받을 수 있다.

심장병은 인류 역사에서 최근에 생겨난 현상이다. 1916년 저명한 프랑스 과학자인 C. D. 드 랑강이 가설을 발표했다. 유럽인의 심장병 발병이 증가하는 이유가 과식과 콜레스테롤이 풍부한 식습관으로 보인다는 가설이었다. 백 년 전에는 심장병이 그렇게 많이 발생하지 않았고, 오늘날 적지 않은 사람이 심장병을 앓고 있다. 때문에 심장병이 유전적인 병이라고 간주할 수는 없다. 1950년대 연구 결과는, 포화지방(혈청 콜레스테롤의 가장 중요한 결정물) 섭취와 심장병은 비례하며, 신선한 농산물 섭취와는 반비례한다고 설명한다. 포화지방을 덜 섭취하고 신선한 과일을 많이 섭취할수록 심장병 발병은 감소한다. 지난 50년 동안 수천 건의 과학적 연구가 포화지방과 심장병 사이의 인과 관계를 증명했다. 현대인의 첫 번째 사망 원인인 심장병은 다른 주요 사망 원인(여러 가지 암과 심장 발작)과 마찬가지로 식습관으로 인해 발병한다. 매우 양호한 유전자를 가지고 있어서 걱정 없이 아무 음식이나 먹어도 되는 사람은 극히 드물다.

미국인들은 기름, 설탕, 흰 밀가루 같은 가공식품에서 50퍼센트의 칼로리를 섭취한다.

가공식품에는 정상적인 세포와 DNA 손상 예방에 필수적인 항산화제, 생리플라보노이드, 카로티노이드, 엽산, 비타민 C, 비타민 K 또는 수만 가지 피토케미컬이 거의 없다.

설상가상으로 아이들이 먹는 치즈, 우유 같은 대부분의 동물성 식품은 전부 포화지방 함량이 매우 높다. 포화지방 섭취는 전 세계적으로 암 발생과 관련이 있다. 또한 콜레스테롤 수치를 높이고, 심장병을 일으킨다.

심장마비, 암 발병률이 높아지는 데는 지방의 양이 아니라 종류와 관계가 있다. 역학 연구와 임상 실험은 모두 포화지방과 트랜스지방을 악한으로 규정한다. 변성 지방은 심장 마비와 암을 증진시킨다.

콜레스테롤, 체중, 포화지방 섭취를 줄이는 것이 전체 콜레스테롤, LDL 수치, 관상동맥의 위험을 줄이는 가장 효과적인 식생활 전략이다. 인체는 포화지방을 필요로 하지 않는다고 미국 심장협회의 영양위원회는 공표했다.

실제로 포화지방이 전혀 없거나 거의 없는 식사를 하는 사람은 심장병에 거의 걸리지 않는다. 심장병 진행은 어릴 때 시작된다. 미량영양소가 풍부한 자연식품은 먹지 않고 포화지방 함량이 높은 식사를 하면 심장병에 걸린다. 뿐만 아니라 노화 과정을 촉진하고, 암 발병에 유리한 세포 환경을 만든다.

아이들이 먹는 가공식품에는 대부분 인간이 만든 지방인 트랜스지방이 풍부하다. 이는 암, 심장병과 관련이 있다.

우리는 아이들에게 포화지방이 풍부한 음식과 위험한 트랜스지방으로 만든 가공식품을 많이 먹이고, 식물성 식품은 불충분하게 먹인다. 이로써 우리는 자기면역 질환, 알레르기, 비만, 당뇨병, 심장병과 암이 많은 나라를 만들고 있다.

미국인들은 건강 유지에 필요한 영양소가 들어 있는 채소, 과일, 콩, 가공하지 않은 견과류와 씨앗에서 5퍼센트 칼로리를 섭취한다. 이런 환경에서, 25살 된 딸이 루푸스에 걸리고, 18살 아들이 궤양성 대장염에 걸린다고 하더라도 놀라서는 안 된다. 일단 유아기를 지나면 수많은 아이들은 과체중이 된다. 그리고 과잉 성장(조숙)을 해서 고혈압, 당뇨병, 심장병 약이 필요하며 심근경색 증상이 나타날 것이다. 또는 암으로 인해 일찍 죽을 것이다.

물론 충분히 피할 수 있는 일이다. 암과 심장병은 유사한 원인을 가지고 있다. 성인 미국인의 약 35퍼센트가 암으로 죽고, 심장병과 심장발작으로 약 50퍼센트가 죽는다. 잘못된 식습관이 오래될수록 그리고 더 빨리 시작될수록, 위험성은 그만큼 더 높아간다.

미국에서 지난 30년 동안 치즈 섭취가 30배 증가했다. 치즈는 식사

때마다 빠지지 않는 필수 품목으로 자리 잡았다. 치즈는 햄버거와 닭고기 가슴살에 녹아 있으며, 샐러드에 뿌려지고, 빵과 파스타 위에 녹아 있다. 치즈가 가장 많은 (혈관을 막는) 포화지방을 함유하고 있다는 사실은 새로운 이야기가 아니다.

심장병은 어려서부터 시작되고 회복하기가 쉽지 않다. 누구도 하루에 5그램 이상의 포화지방을 먹어서는 안 된다. 이 수치가 넘으면 질

▶ **일반 식품의 포화지방 함량**

포화지방 양 (단위:그램)		포화지방 양 (단위:그램)	
체다 치즈(110그램)	24	우유, 지방 함량 3.3% (1컵)	5
미국식 가공 치즈(110그램)	24	플레인 요구르트	5
리코타 치즈(1컵)	20	계란 2개	4
스위스 치즈(110그램)	20	닭가슴살(170그램)	3
초콜릿 캔디-보통 단 맛(11그램)	20	연어(170그램)	3
치즈버거, 큰 것 더블 사이즈	18	호두(57그램)	3
티본 스테이크(170그램)	18	2% 우유(1컵)	3
양고기 볶음(170그램)	16	참치(170그램)	2.6
삼겹살(170그램)	14.5	흰 살 칠면조고기 껍질 벗긴 것(170그램)	2
버터(2스푼)	14	아몬드 57그램(48개)	2
모짜렐라 저지방 (110그램)	12	해바라기씨(57그램)	2
리코타 치즈 저지방(1컵)	12	광어(170그램)	0.6
쇠고기 갈은 것(170그램)	11	서대기(170그램)	0.6
바닐라 아이스크림(1 컵)	10	과일	무시할 만한 양
닭고기살 샌드위치	9	채소	무시할 만한 양
닭고기다리 껍질 벗긴 것(170그램)	5	콩	무시할 만한 양

병 발병률이 높아진다.

모든 동물성 식품은 콜레스테롤을 함유하고 있으며 포화지방이라고 불리는 두껍고 무거운 지방을 많이 가지고 있다. 자연적으로 포화된 팜유나 코코넛유 같은 일부 열대 식물성 기름을 제외하고 대부분의 식물성 식품은 포화지방이 매우 적다.

동물성 식품의 섭취를 줄이면 콜레스테롤과 포화지방의 섭취가 줄어든다. 콜레스테롤과 포화지방 섭취를 줄이면 날씬해지고, 혈관이 깨끗해진다. 그 결과 심장병과 심장 발작, 유방암, 대장암, 당뇨병, 비만 같은 음식과 관련된 질병 위험이 낮아진다.

고소한 트랜스지방, 알고 보면 우리 아이를 해치는 악마

식물성 기름은 대부분 인공적으로 포화된다. '수소 첨가'가 된 것이다. 이러한 '트랜스' 지방은 캔디 바, 도넛, 프렌치프라이, 스낵 푸드 같은 가공 정크 푸드에 일반적으로 사용된다.

트랜스지방(도깨비 지방이라고도 불리는)은 부분적인 수소 첨가 과정 중에 만들어진다. 그 과정에서 액체 식물성 기름이 고체 쇼트닝으로 바뀐다. 부분적으로 수소가 첨가된 기름은 쿠키와 스낵을 포함한 매우 광범위한 식품에 사용된다. 일부 식품은 칼로리, 지방, 콜레스테롤 등이 낮다고 선전한다. 첨가물 항목에 트랜스지방은 기록하지 않는다. 콜레스테롤보다 트랜스지방이 훨씬 더 위험한데도 말이다.

트랜스지방은 식품 용기에 '부분적으로 수소가 첨가된 기름'이라고 적혀 있다. 이 인공 식품은 병을 유발하는 데 있어서 포화지방처럼 강력한 것으로 밝혀졌다.

포화지방과 트랜스지방은 둘 다 LDL(저밀도 콜레스테롤) 또는 나쁜 콜레스테롤의 양을 높인다. 트랜스지방은 HDL(고밀도 콜레스테롤) 또는 좋은 콜레스테롤의 양을 줄이기도 한다. 콜레스테롤 자체를 먹는 것보다 포화지방과 트랜스지방이 콜레스테롤 수치에 미치는 영향이 더 크다.

패스트푸드는 일반적으로 트랜스지방 함량이 매우 높다. 부분적으로 수소가 첨가된 기름으로 튀긴 음식이 최악이다. 열을 가하고, 식히고, 다시 열을 가하면 트랜스지방과 유사한 화학적 변화가 일어나기 때문에 식물성 기름으로 튀긴 음식 역시 조심해야 한다.

레스토랑에서 외식을 하면서 패스트푸드를 먹는 것은 매우 위험한 선택이다. 튀긴 음식은 먹지 마라. 최선은 집에서 준비한 좋은 음식을 먹는 것이다. 외식을 한다면, 지금 먹고 있는 것이 무엇이고, 어떻게 만들어진 것인지 반드시 파악하라.

가공식품과 패스트푸드는 위험한 트랜스지방과 식품 첨가물을 함유하고 있다. 뿐만 아니라 아크릴아마이드를 매우 많이 함유하고 있다. 식품을 고온에서 굽거나 튀길 때 암을 유발하는 이 화학물질이 만

▶ **(위험한) 트랜스지방을 함유한 식품**

식품 100 그램당 트랜스지방 그램		식품 100 그램당 트랜스지방 그램	
마가린 – 고형	20	크래커	8.4
콩기름	17.6	타코(튀긴 옥수수빵)	8
식물성 쇼트닝	17	전자레인지용 팝콘(포장된 것)	7.7
감자 칩	10.6	밀크 초콜릿으로 코팅된 쿠키 바	6.9
마가린 – 튜브	10	기름에 튀긴 팝콘	6
초콜릿 칩 쿠키	9	프렌치프라이(패스트푸드)	5.2

들어진다. 칩, 프렌치 칩, 설탕이 코팅된 아침 식사용 씨리얼 같은 가공식품은 대부분 아크릴아마이드가 많다. 아크릴아마이드는 튀기거나 노랗게 될 때까지 구울 때 만들어지는 발암물질이다. 찌거나 삶을 때는 만들어지지 않는다.

  아이들이 먹는 수많은 식품이 이러한 잠재적인 암 유발 화합물을 많이 함유하고 있다고 연구자들이 발표한 이후 2002년에 과학자들이 전 세계적으로 위험을 경고했다. 아크릴아마이드로 인해 실험실 동물이 유방암과 자궁암을 포함한 다양한 암에 걸렸다. 아크릴아마이드가 사람이 암에 걸리는 주된 요소라고 명백하게 드러난 것은 아니지만, 대부분의 암 전문가들은 그럴 것이라고 추정한다. 그러므로 과도하게 높은 열에 튀기거나 가공된 식품을 먹지 말아야 한다.

소금, 알고 써야 안전하다

오늘날 아이들의 허리가 점점 더 굵어지고 있으며 혈압이 지난 15년 동안 꾸준히 상승하고 있다. 아이들의 경우 혈압이 조금만 상승해도 나중에 위험할 수 있다.

한 대규모 데이터에 따르면 소금을 적게 섭취하는 사람들이 소금을 많이 섭취하는 사람들보다 혈압 수치가 낮다. 일본과 중국에서는 소금을 하루에 18그램이나 섭취한다. 이런 나라에서는 고혈압과 심장 발작이 조기 사망의 주된 요인이다. 국립건강통계센터는 미국의 평균 소금 섭취가 하루에 8그램이라고 보고한다. 소금 섭취량이 많다는 것은 고혈압이 있는 나이 든 사람이 많다는 것을 증명한다.

많은 소금 섭취와 그에 따른 고혈압으로 단지 심장 발작만 증가하는 게 아니다. 신부전(腎不全)과 울혈성 심부전(心不全), 심근경색을 일으킬 수도 있다. 아이들을 저염 식사로 키우는 것이 미래 건강을 보장하는 데 중요한 역할을 한다. 소금 섭취는 또한 위암과도 관계가 있다.

유아기와 아동기의 소금 섭취가 어른이 되어서 고혈압을 일으킬 가능성이 높다는 과학적 증거가 있다. 대부분의 미국인들은 결국 고혈압 약을 필요로 하게 된다. 소금을 많이 먹으면 좋지 않은 결과를 낳는다. 소금 섭취를 줄여서 혈압이 감소하는 경우 '소금 민감성'으로 간주한다. 물론 소금 민감성인 사람이 소금을 많이 섭취하면 고혈압이 되기 쉽다. 하지만 소금 민감성이 아닌 사람도 여러 해 동안 소금을 많이 섭취하면 타격을 입을 수 있다. 결과가 나타나는 데는 너무 많은 세월이 걸리기 때문에 누가 고염(高鹽) 식사의 영향에 민감한가를 구분하기는 어렵다.

한 연구가 의학 잡지 「서큘레이션」에 실렸다. 연구자들은 고등학생들을 대상으로 연구했다. 연구자들은 이 나이대에서 소금 섭취와 고혈압의 관계성을 발견하지 못했다. 그러나 10년 뒤에 결과가 판명났다. 일찍 소금을 많이 섭취한 사람이 고혈압을 갖고 있었다. 10년 전 기록을 재검토한 결과 소금 섭취와 높은 혈압 간의 강력한 상관관계를 알 수 있었다.

저염 식사를 하는 아이들은 나중에 고염 식사를 좋아하지 않는다. 고염 식사에 맛을 들인 사람은 일생 동안 짠 음식을 선호한다.

역학 조사에 따르면 하루 평균 1,350mg 이하의 소금을 섭취하는 성인과 노인은 고혈압이 없다. 지구상에는 석기시대 사람들처럼 백 퍼센트 자연식 식사를 하여 하루에 1그램 이하의 소금을 섭취하는 인종이 사는 지역이 있다. 자연식품은 일반적으로 칼로리당 약 1/2mg의 소금을 가지고 있다. 원시인들은 소금이 거의 없는 세상을 살았다. 사람들이 소금을 얻기 시작한 지는 불과 몇천 년 전이다.

고혈압이 생기고 나서 소금 섭취를 줄이는 것은 별 효과가 없다. 수백 건의 역학적, 임상적, 실험적 연구를 검토하고 나서 연구자들은 이렇게 결론을 내렸다. "비록 결정적인 증거는 아닐지라도 소금 섭취를 하루에 2,000mg 이하로 줄이면 고혈압을 없앤다는 강한 증거가 있다." 평균적인 미국인은 하루에 약 4,000mg의 소금을 섭취한다. 자연식 식사를 하면 하루 600~1,000mg으로 알맞게 소금을 섭취할 수 있다.

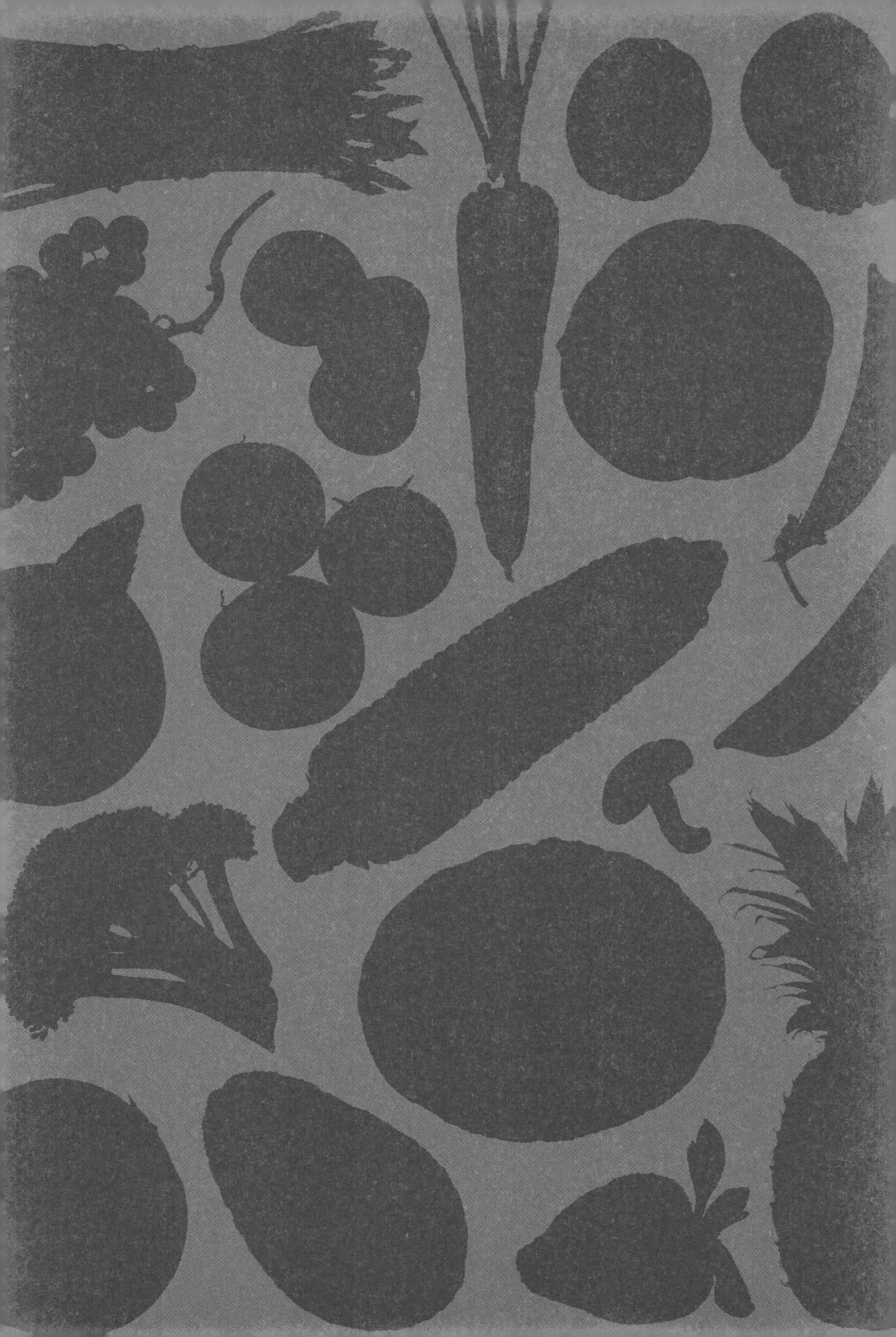

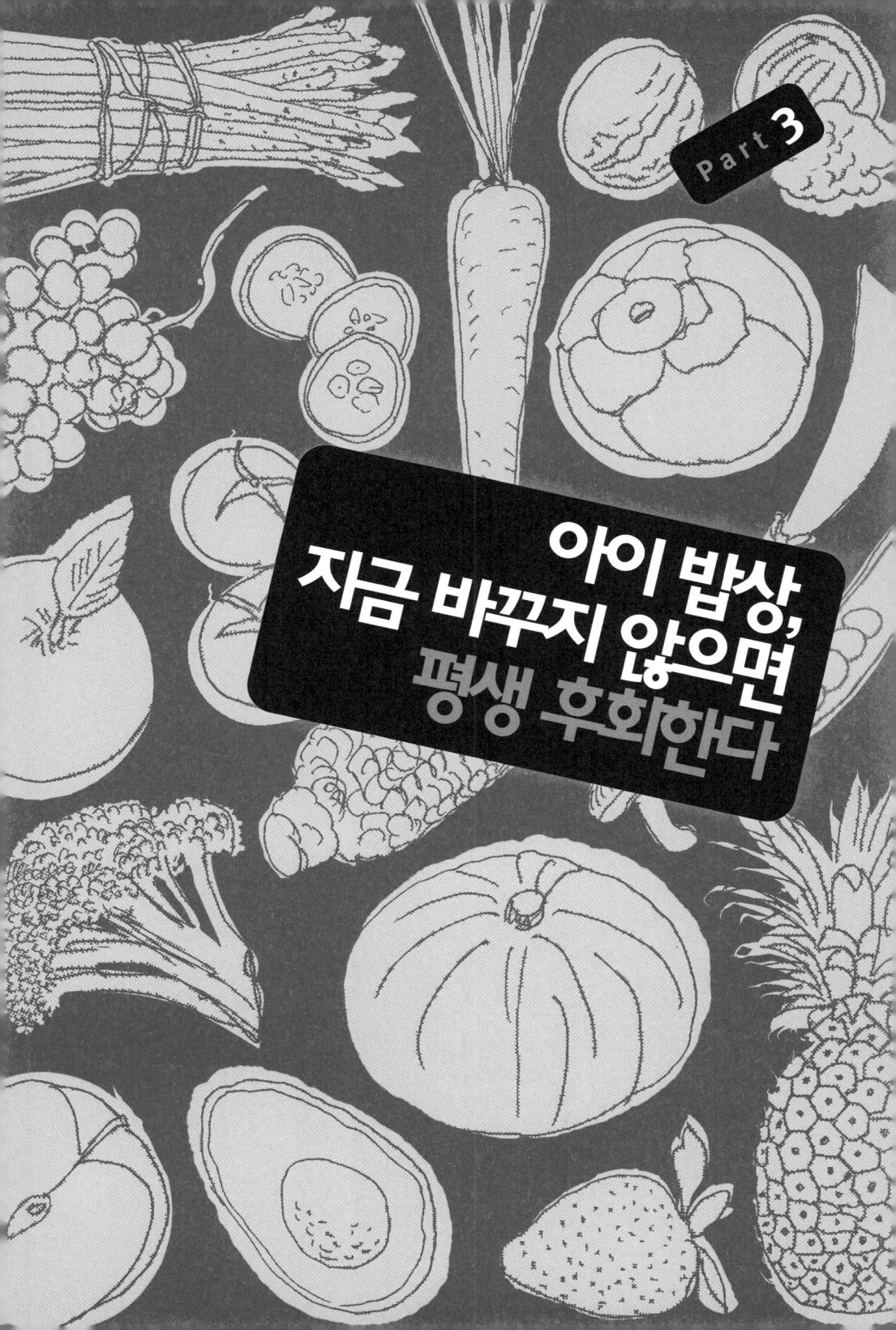

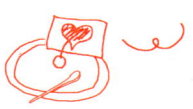

건강에 좋지 않은 식사는 어른의 몸보다는 어린이의 몸에 훨씬 더 큰 위험을 초래한다. 어리면 어릴수록 손상의 잠재성은 그만큼 더 크다. 나중에 다 자라서 식생활을 바꾸는 것은 너무 늦을 수도 있다

●
●
●

아이를 변화시키는 두뇌 음식

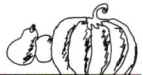

암 발병률이
계속 높아지는 이유

영양에 관한 연구 방향이 미네랄과 비타민 부족에서 식사와 만성 질환 및 암의 관련성으로 바뀐 것은 2차 세계 대전이 지나서였다. 1960년대 세계보건기구(WHO)가 식사와 라이프스타일을 조사하고 대부분의 암이 예방될 수 있다는 결론을 내린 이후 음식과 암에 대한 관심이 급속도로 증가했다.

지난 40년 동안 수집된 데이터는 같은 결론을 내린다. 고칼로리, 고지방, 저섬유소, 저영양소 식사가 모든 나이에서 암의 위험을 증가시킨다. 전국 암학회, 미국 암협회, 보건복지부 등 여러 기관이 이 결론을 뒷받침하고 있으며, 암과 만성 질병의 위험성을 낮추는 식생활 가이드라인을 제시했다.

음식과 암이 관계가 있다는 증거가 계속 나오고 있지만 일반 국민들의 식습관은 변하지 않고 있다. 현상 유지를 하려는 세력들이 광고와 로비, 정치권력을 행사하여 건강한 메시지를 흐려놓고 있다. 식품업계는 언론과 정부와 결탁하여 힘을 발휘하고 있고, 막대한 광고도 대중의 눈과 귀를 막는 데 한몫하고 있다. 현대 사회는 비만, 당뇨병, 심장병, 암에 이르는 길로 치닫고 있다.

수많은 과학 정보가 일반 대중에게 다가가지 못하고 있다. 대신 우리는 뉴스와 잡지, 책을 통해 유전이 질병 발생을 좌우하고, 의사를 찾아가 검진과 치료를 받는 게 건강하게 사는 방법이라고 교육 받고 있다.

암은 현대인을 불안하고 고통스럽게 만들며 그 위험성은 줄어들지 않았다. 여자들은 일생 동안 암에 걸릴 가능성이 38퍼센트에 이른다. 남자들은 45퍼센트다. 이 심상치 않은 통계에 대한 해답은 무엇인가? 수십억 달러를 투자해 더 많은 약을 개발하고 시험하는 것인가? 아니면 훨씬 저렴한 비용으로 국민에게 암의 원인을 피하도록 교육하는 것인가? 암의 증상을 치료하는 데 집중하는 것보다 암의 원인을 이해하고 자신과 사랑하는 사람들의 미래를 위해 주변 환경을 변화시키는 것이라고 나는 믿는다.

우리가 먹는 음식으로 건강해질 수 있다는 개념이 과학 연구에서 충분히 밝혀졌다. 하지만 의학계에서 진가를 인정받지 못하고 있고 대중에게 널리 알려지지 않았다. 그 결과 우리는 너무 일찍 퇴행성질병과 생명을 위협하는 질병으로 고생하고 있다. 또한 급상승하는 건강 관리

비용으로 힘들어하고 있다.

흡연자에게 많은 폐암을 제외하고, 현대 사회에서 가장 흔한 두 가지 암은 여자의 경우 유방암과 대장암이고 남자의 경우 전립선암과 대장암이다. 암의 발병과 그로 인한 사망은 1930년부터 지금까지 조금도 줄지 않았다. 다시 말해 현대의 암 검진과 치료 방법은 암으로 인한 사망률을 전혀 줄이지 못한 것이다.

지금은 질병의 원인에 대해 관심을 기울일 때이다. 암은 치료하는 것보다 예방하는 것이 훨씬 더 효과적이다. 과학적인 여러 증거를 주의 깊게 살펴보면, 암으로 인한 사망률을 줄이는 가장 강력한 무기는 어려서부터 제대로 먹는 것이다.

음식과 병의 관계를 밝혀낸 중국 프로젝트

식습관은 암과 밀접한 관계가 있다. 소화기관, 유방, 전립선에서 암 발병이 많은 나라는 북미, 서유럽, 오스트레일리아에 있는 나라들이다. 반면 동남아시아는 발생률이 가장 낮다. 미국에 비해 라오스, 캄보디아, 태국은 50~55세 그룹에서 세 가지 암의 발병률이 20분의 1에 불과했다. 유방암과 전립선암은 미국에서 가장 흔한 암이다.

이처럼 암 발병률이 지역에 따라 크게 차이가 나는 것은 음식이 관

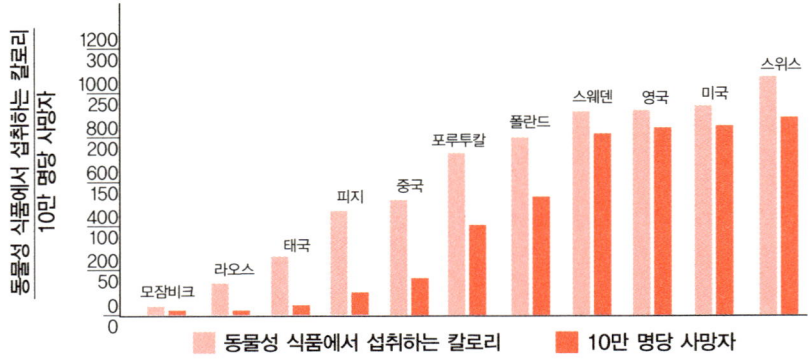
▶ 동물성 식품 섭취와 관련된 유방암과 전립선암 사망자 (55~85세)

련이 있음을 시사한다. 위험성이 낮은 나라에 살던 사람이 미국으로 이민을 오면 암 발병률은 상당히 증가하고 자손의 암 발생률도 미국인들과 같아진다. 아시아인의 유전적인 소인 때문에 암 발병률이 낮은 게 아니라는 사실을 증명한다. 서양식 식습관을 받아들이면 아시아인도 암에 걸릴 가능성이 커진다.

동물성 지방은 수백 건의 연구에서 암의 원인으로 나타났다. 반면 과일과 채소를 많이 먹으면 모든 종류의 암을 예방하는 것으로 나타났다. 이러한 역학적인 연구는 암 발병률이 높은 지역의 라이프스타일과 식습관의 차이에서 알 수 있다. 실험실 동물에 대한 연구에서 나온 데이터는 오메가 6 지방과 포화지방 섭취가 강력한 암 촉진제임을 증명하고 있다.

역학 연구가 우리에게 알려 주는 것
- 포화지방은 강력한 암 촉진제이다.
- 정제 설탕과 정제된 흰 밀가루는 암을 촉진한다.
- 뿌리채소와 정백하지 않은 곡물은 미미한 암 예방물질이다.
- 정제하지 않은 식물성 식품, 과일, 채소, 견과류, 씨앗, 콩은 강력한 암 예방 식품이다.

가장 대규모로 실시된 역학 연구는 중국 프로젝트이다. 뉴욕 타임즈는 이 조사를 "모든 역학 연구의 그랑프리"이고 "식사와 질병의 관계성에 대한 가장 종합적인 대규모 연구"라고 평했다.

이 연구에는 미국 코넬 대학과 영국 옥스퍼드 대학의 연구자 수백 명이 참여했다. 이 작업이 그렇게 훌륭한 결과를 얻어낸 원인은, 중국이라는 나라가 여러 종류의 암 발병에 식품이 미치는 영향을 추적하기 좋은 완벽한 실험실이었기 때문이다. 중국은 '살아 있는 실험실'이었다. 중국의 어느 작은 마을에 사는 사람의 식습관과 불과 100마일 떨어진 곳에 사는 사람의 식사는 매우 다르다. 조사자들은 식습관이 많이 다른 사람들을 연구할 수 있었다. 게다가 검사를 받은 중국인들은 한 마을에서 평생을 살고 있었다. 그래서 음식의 영향이 조사 대상자의 삶에 온전히 존재했다. 미국의 경우 다른 도시로 이사하더라도 음식의 차이가 거의 없다.

이 프로젝트는 완벽한 채식 식사를 하는 마을의 질병 발생률과 동물성 음식을 상당히 먹는 지역의 질병 발생률을 보고한다. 연구자들은 동물성 식품의 양이 조금이라도 늘어나면 서양에서 흔한 암이 증가한다는 사실을 발견했다. 연구자들은 섭취한 동물성 식품의 양에 정비례하여 암이 증가하고, 채소, 과일, 콩의 섭취량에 비례하여 감소한다는 것에 특별히 주목했다.

동물성 식품을 많이 먹을수록, 암 발생은 그만큼 더 많아진다.

과일과 채소를 많이 먹을수록, 암은 그만큼 덜 발견된다.

동물성 식품을 적게 먹는 지역에서는 서양인들에게 발생하는 암과 심장병이 사실상 없었다. 지방이 적은 고기, 닭고기, 계란, 야생이나 (호르몬제나 항생제 없이) 유기농으로 키운 가축도 섭취한 양에 비례하여 암과 심근경색 발생 비율을 증가시켰다. 녹색 채소 섭취가 가장 강력한 예방 효과가 있음을 알 수 있다.

자라고 있는 아이들의 세포는
10배 이상 위험하다

자라고 있는 육체는 독성의 영향을 받으면 훨씬 더 큰 위험에 처한다. 어른의 유전자는 골프 공 안쪽에 붙어 있는 고무 밴드처럼 딱딱한 공에 감겨 있다. 그러나 세포가 복제되고 자랄 때는 DNA 표면이 노출되어 독소로 인한 손상에 더 민감하게 반응한다. 미국 환경보호기구에 따르면, 유전자가 해로운 화학물질에 노출될 때 유아와 소아는 암 발병 위험성이 어른보다 10배 이상 높다. 마찬가지로 건강에 좋지 않은 식사는 어른의 몸보다는 어린이의 몸에 훨씬 더 큰 위험을 초래한다. 어리면 어릴수록 손상의 잠재성은 그만큼 더 크다.

예를 들면, 유방암은 비만과 관계가 있다. 그러나 암으로 진단받기 전 20년 동안의 체중과는 크게 상관이 없다는 사실은 매우 흥미롭다. 훨씬 더 어릴 때의 몸무게와 직접 연관이 있다. 일부 연구자들은 나중에 다 자라서 식생활을 바꾸는 것은 너무 늦을 수도 있다는 결론을 내린다.

체중 증가와 유방암에 관한 대규모 연구는 18살 이후 약간의 체중 증가조차 중년에 유방암 가능성을 높인다는 것을 증명했다. 체중이 늘어난 시기가 어릴수록, 불어난 체중이 많을수록 유방암 발병 위험성이 증가했다. 비만은 다른 암의 발생도 증가시킨다. 25년 동안 100만 명 이상의 여성들을 추적한 결과, 젊어서 키가 크고 몸무게가 많이 나가던 여성들이 자궁암에 걸릴 가능성이 56퍼센트 더 높게 나왔다. 그렇다고 다 커서 체중이 늘어나면 암의 위험성이 커지지 않는다는 의미가 아니다. 위험 요소가 특별히 더 민감하게 작용하는 연령대가 있다는 것을 의미한다. 이 부분에 대해서는 여전히 더 많은 연구가 필요하다. 확실한 것은 평생 날씬하고 정상적인 몸무게를 유지하는 사람은 암에 걸릴 가능성이 더 낮다는 것이다. 젊어서 절제하지 않고 되는 대로 먹고 나서 나중에 건강하기를 바랄 수는 없다.

어려서 항암 식사를 하는 것이 성인이 된 후 건강식으로 바꾸는 것보다 훨씬 더 중요하다. 미국 암연구소의 인정을 받은 오하이오 주립대학교 종합암센터의 제럴드 실버먼 박사는 실험용 쥐에게 이 가설을 테스트했다. 한 그룹에게는 일생 동안 저지방 식사를 주고, 다른 그룹에게는 고지방 식사를 주었다. 다시 고지방 식사 그룹을 세 부류로 나누어 시기별로 저지방 식사로 바꾸어 주었다. 일부는 사춘기 전에, 일부는 사춘기에, 일부는 사춘기 후에 건강식으로 바꿔준 것이다. 연구는 사람에 대한 연구와 같은 결과를 보여 주었다. 고지방 식사를 한 쥐가 암을 더 많이 가지고 있었다. 허파까지 암이 퍼져 있는 쥐가 많았다. 건강에 좋은 저지방 식사로 빨리 바꿀수록 쥐들은 더 건강했다.

다른 암도 마찬가지로 나이와 민감한 관계를 보여 준다. 대장암은 비만과 관련이 있지만, 이 관계성은 상대적으로 미미하다. 더 어린 나이에 비만이 시작되면, 연관성이 훨씬 더 커진다. 어린 시절의 체중은 성인이 되어서의 대장암과 강한 관계를 가지고 있다.

자궁암에 있어서도 똑같은 결과가 나온다. 심지어 유아기의 과도한 체중과도 강한 관계가 있는 것으로 나타났다. 유아기에 늘어난 체중은 엄마가 임신 수유 기간에 먹은 음식과 관련이 있다. 하버드 의과대학 연구자들은 18살까지 과체중인 여성들이 나중에 유방암에 걸릴 가능성이 두 배라는 것을 발견했다. 어렸을 때 먹은 음식과 부모님을 통해 배운 식습관으로 인해 십대는 과체중이 된다. 십대의 체중은 나중에 치명적인 위험에 처할 수 있음을 명심하라.

지금 먹은 음식이 24년 후에
영향을 미친다

일본에서 대장암 발병률이 높아진 것과, 동물성 식품이 많고 식물성 식품이 적은 식사 패턴으로 바뀐 것은 깊은 연관이 있다. 국가영양조사위원회는 일본인들이 1947년부터 41년간 종합식이섬유(TDF)를 얼마나 섭취하고 있는지 평가했다. TDF 섭취 양이 1947년 하루 27.4g에서 1963년 15.8g으로 급속하게 감소했다. 지방 섭취는 1950년 18g에서 1987년 56.6g으로 급속하게 증가하였다. 이 연구에서 중요한 것은 대장암 증가가 동물성 식품 섭취가 많아지기 시작한 후 23~24년이 지나서 나타났다는 것이다. 10년 전이나 20년 전에 먹은 것이 아니라 24년 전에 먹은 음식이 암 유발에 강한 영향을 끼친다. 어려서 식물성 섬유소를 많이 섭취한 사람들은 대장암에 걸릴 가능성이 낮다.

최근의 연구는 어려서 과일을 먹는 것이 나중에 암 예방에 강력한 영향을 미친다는 것을 발견했다. 연구는 4,999명의 참가자를 대상으로 60년 동안의 삶에 대해 조사했는데, 어려서 과일을 많이 먹은 사람들(상위 1/4)이 어른이 되어 암에 걸릴 가능성이 38퍼센트 낮았다.

육류와 유제품이 풍부한 식사는 암 촉진제 역할을 한다. 가공, 염장, 훈제, 구운 고기는 암에 더 큰 영향을 미친다. 유럽과 미국에서 각기 실시된 연구도 같은 결과를 발견했다. 매일 고기를 먹는 사람들이 대장암, 식도암, 위암에 걸리는 비율이 3~4배 증가했다. 더 어려서 이러한 식습관을 시작한 사람일수록 더 위험했다.

　코인두 악성 종양(NPC)은 어려서 시작된 성인 암의 완벽한 예이다. 이 암은 저장을 위해서 염분을 많이 함유한 식품과 칠리소스 같이 매운 양념을 섭취하는 사람들에게 주로 발생한다. 염장 생선, 가공 육류, 저장 식품은 동물 발암 물질로 알려진 아질산염과 니트로사민을 함유하고 있다. 한 연구에서, 코인두 악성 종양을 가지고 있는 375명과 질병이 없는 327명의 대조군이 평생 먹은 식사에서 아질산염과 니트로사민의 총량을 더했다. 성인이 되어 니트로사민과 아질산염을 섭취한 것은 NPC 발생과 관련이 거의 없었다. 하지만 어려서 섭취한 니트로사민과 아질산염이 나중에 암의 전조가 된다는 것을 발견했다. 어려서 녹색 채소를 먹으면 예방이 된다는 사실도 밝혀졌다. 연구는 NPC 발병은 어려서 섭취한 아질산염과 니트로사민 화합물의 높은 수치가 원인이라는 결론을 내렸다. 성장하는 육체의 세포는 급속하게 분화한다. 그러므로 화학 물질로 인한 손상에 더 민감하다. 세포 형성에 장애(비정상적인 암의 전조 조건)가 생기고 몇 년이 지나면 발암성으로 바뀌고, 여러 해 후에 암이 된다.

빨리 성장하면
빨리 늙는다

최근의 연구는 대부분의 성인 암은 어려서 과식을 하고, 과일과 채소는 덜 먹고 유제품과 고기와 가공식품을 너무 많이 먹는 것과 관련이 있다는 견해를 지지한다. 많은 부모들이 자녀들의 키를 키우기 위해 많이 먹이려고 안달을 한다. 하지만 과학적인 데이터는 이러한 목표에 대해 의문을 표시한다.

수많은 과학적인 조사는 어려서의 높은 칼로리 섭취와 암 사이의 관련성을 보고한다. 50년간 3,834명을 추적한 최근의 한 연구는 아이들의 식사량을 측정했다. 연구자들은 1937년과 1989년 사이 어린이들의 식사량 데이터를 수집했다. 이 연구는 어려서 섭취한 칼로리와 암으로 인한 사망률 사이의 관계가 흡연보다 더 밀접하다는 것을 발견했다. 하루에 238칼로리가 증가하면 암으로 인한 사망률이 20퍼센트 늘어났다. 어려서 칼로리를 덜 섭취하는 것이 모든 암(유방암, 전립선암, 대장암)을 예방하는 효과가 있었다.

요즘 아이들은 많은 칼로리를 섭취한다. 아이들은 고칼로리, 저영양 가공식품, 청량음료, 패스트푸드, 피자, 치즈, 버터 등을 먹는다. 어린이들의 허리둘레는 놀라운 속도로 커지고 있다. 이것은 미래에 암 환자가 늘어날 것을 예보한다. 부모들은 모른다. 아이들을 죽음으로 몰아가고 있다는 사실을.

과학적인 연구들은 성장을 촉진하는 동물성 식품이 많은 식사로 인해 아이들의 성장이 빨라졌다는 사실을 일관되게 보여 준다. 단백질과 지방이 풍부한 식사로 인해 요즘 아이들은 유전자로 예측할 수 있는 키보다 훨씬 크다. 그러나 일찍 성숙하고 유전보다 더 크게 성장하는 아이들은 유방암, 전립선암, 직장암, 백혈병, 난소암, 자궁내막암에 걸릴 위험성이 더 높다.

동물 모델에서 수십 년간 이러한 현상이 드러났다. 사람도 마찬가지라는 결론을 내리는 연구가 있다. 성장은 노화와 동일시된다. 느린 성장이 느린 노화와 장수로 이끈다. 우리는 아이의 빠른 성장이 좋다고 생각한다. "우유를 마셔라, 그러면 더 크고 더 튼튼하게 자랄 거다"라고 부모들은 자녀에게 말한다. 그러나 세월이 지나면서 과학자들은 더 빠르게 성장하고 더 일찍 성숙하는 동물이 더 젊어서 죽는다는 사실을 주목했다. 이제 우리는 '성장을 촉진하는' 우유를 일찍 마시는 것이 부정적인 영향을 끼칠 수 있다는 것을 안다. 모유는 성장을 더 느리게 한다. 우유는 어린 송아지를 위해서 특별하게 설계된 것이다. 우유는 빠른 성장을 촉진하는 영양소를 송아지에게 공급한다. 소는 빠른 성장이 자연스럽다.

역학 연구는 유제품 섭취가 매우 낮은 곳에서 유방암과 전립선암으로 인한 사망이 적은 것을 일관되게 보여 준다. 모유 수유가 일상적으로 두 돌까지 계속되는 나라에서는 우유 섭취가 극도로 낮다. 모유를 많이 먹고, 우유를 나중에 먹는 것이 유방암과 전립선암 발병을 낮춘다.

태어나서 2년간은 면역 체계가 성숙하고 발달하는 가장 결정적인 시기이다. 이 기간 동안 아기의 몸은 모유가 제공하는 면역 글로블린에 의존한다. 아기의 면역 체계가 성숙하고 면역 글로블린을 스스로 만들 수 있게 되면 소화 기관은 점진적으로 엄마의 면역 글로블린이 스며드는 세포의 틈을 닫는다. 두 돌이 가까워지면 엄마의 면역 글로블린은 점점 필요가 없어지게 된다.

아기의 소화기관에 틈이 있기 때문에 어렸을 때 딱딱한 음식을 먹이면 알레르기 위험성이 높아질 수 있다. 너무 일찍 모유가 아닌 음식을 먹으면 소화되지 않은 식품 성분이 소화기관을 통과하여 혈액 속으로 들어가서 음식 알레르기를 일으킬 수 있다.

치즈 450그램을 만드는 데 우유 4,500그램이 필요하기 때문에 유아기의 치즈 섭취는 매우 우려스럽다. 우유는 소에게 주는 성장 호르몬 외에 에스트로겐, 프로게스테론, 테스토스테론, 플로락틴 등 소 호르몬을 함유하고 있다. 치즈는 포화지방이 풍부할 뿐 아니라 호르몬이 더 많이 농축된다. 우유 호르몬은 인간에게도 영향을 끼칠 수 있다. 우유를 더 많이 마시고, 유제품을 더 많이 먹을수록 더 많은 호르몬을 섭취하게 된다. 치즈는 우유의 부정적인 측면을 극대화한다. 호르몬의 영향이든, 높은 포화지방 때문이든, 성장 촉진제 효과이든 간에 우유는 성장을 촉진한다. 미국에서 우유와 치즈는 과분한 건강식품 지위를 누리고 있다. 과학은 천천히 성장하고 늦게 성숙하는 것이 장수에 더 좋다고 말한다.

큰 것이 건강의 기준이 아니다. 기름진 식사를 하고 동물성 식품을 많이 먹으면 90~136Kg의 덩치 큰 남자가 될 가능성이 크다. 그러나 그것이 건강과 수명에 이상적인가? 그렇지 않다. 미식축구의 라인맨을 맡고 있는 선수같이 과도하게 근육질인 사람의 수명은 비교적 짧다. 국립 직업안전 및 건강 연구소(NIOSH)가 실시한 조사 연구는 6,848명의 NFL(미식축구 리그) 선수들의 은퇴 후 건강에 대해 조사했다. 덩치가 큰, 공격선과 방어선에 있는 라인맨이 일반인보다 심장병 위험성이 50퍼센트 더 높고, 날씬하고 작은 축구 선수에 비해 심장병으로 죽을 위험성이 3.7배 높았다. NIOSH 연구자인 쉐리 베이런 박사는 "분명히 이 포지션 선수들의 큰 덩치가 실질적인 위험 요인이 되고 있다. 미식축구를 하기 위해서 덩치를 키울 생각을 하고 있는 사람은 심장병 위험에 대해서도 고려해야 한다"라고 언급했다. 비만이 많은 조사 연구에서 심혈관 질환과 관련되어 있다고 하지만, NIOSH 연구는 덩치와 사망 간의 아주 강한 관련성을 발견했다. 가장 큰 신체용적지수(BMI) 범주에 속한 선수들은 가장 낮은 BMI 범주에 속한 사람들보다 6배 이상 위험했다.

덩치와 죽음 사이에 강한 관련이 있다고 밝힌 논문이 있다. 덩치는 단지 체지방만을 의미하지 않는다. 가장 높은 BMI를 가진 근육질의 운동선수는 조기 사망 위험성을 안고 있다. BMI는 체중－키 비율을 나타낸다. 숫자가 클수록 키에 비하여 체중이 많이 나간다. 적어도 22년 동안 과도한 근육을 가지고 있던 은퇴 선수들을 추적한 스웨덴의

한 연구에 따르면 과도한 근육량으로 인해 BMI 지수가 높은 사람들이 젊어서 죽을 가능성이, 지방으로 된 비만에 의해 사망할 가능성과 비슷했다. 목표는 가능하면 커지는 것이 아니라 강하고 날씬하고 적당해지는 것이다.

설탕, 기름, 흰 밀가루, 치즈, 버터, 지방이 많은 고기 등 칼로리 밀도가 높고 영양소가 빈약한 식품을 피하고 그 대신 채소, 콩, 과일로 대체해야 과도한 칼로리 섭취를 조절할 수 있다. 빈 칼로리 식품(칼로리는 높고 영양소는 거의 없는 식품—역자 주)을 멀리하는 것이 수명을 연장하고 노화를 늦추는 유일한 방법이다.

오늘날 부모들은 과학이 보여주는 사실과 정반대의 길을 가고 있다. 우리는 아이들에게 고영양소 저칼로리 식사 대신에 고칼로리 저영양소 식사를 먹인다. 앞으로 몇 년 안에 암이 폭발적으로 증가할 것이다. 이 추세를 저지하지 않으면 암 비율이 2020년에 50퍼센트로 증가할 것이라고 세계보건기구는 예측한다.

빨라지는 사춘기와 늘어나는 유방암

전 세계적으로 고지방 동물성 식품 및 포화지방 섭취와 유방암 사이의 일관된 관계성이 있다. 유방암으로 인한 사망률(50세~70세)은 지역에 따라 천차만별이다. 감비아 십만 명에 3.4명, 중국 농촌 십만 명에 10명, 인도 십만 명에 20명, 미국 십만 명에 90명, 영국과 스위스 십만 명에 120명에 이르는 것으로 나타났다.

유방 세포의 감수성은 어릴 때와 십대에 가장 크다. 유방이 성장하고 발달하는 시기는 여성의 생애에 있어서 특히 민감한 시기이고, 나중에 성인이 되어 유방암 발병에 영향을 끼친다. 과일과 채소, 견과류 같은 고섬유소, 고항산화제 식품을 많이 먹는 십대는 유방암의 전조 표지인 유방 질환 발병이 낮았다.

유방암 증가는 사춘기가 빨라지는 현실과 관계가 있다. 19세기에는 초경을 시작하는 평균 나이가 17살이었다. 반면에 미국같이 산업화된 나라의 경우 평균 초경 나이가 12살이다. 어릴 때부터 동물성 식품, 기름, 포화지방을 지나치게 섭취하면서 성장과 사춘기가 빨라졌다. 일찍 사춘기가 시작되면 에스트로겐 분비가 많아지고 몇 년 뒤 유방암에 걸릴 확률이 높아진다.

이른 초경은 유방암과 강하게 관련되어 있고, 유방암의 발생은 12살 이전에 사춘기를 시작한 여성들에게서 3배 이상 더 높다.

북유럽과 영국에 사는 모든 쌍둥이 자매들 중 한 사람은 유방암에 걸리고, 다른 사람은 유방암에 걸리지 않은 경우를 조사한 연구가 있다. 50세 이전에 쌍둥이 중 한 명만 유방암에 걸린 케이스가 400건이었다. 암을 가지고 있는 쌍둥이가 대부분 10살 때 더 컸으며, 암에 안 걸린 쌍둥이 자매보다 유방이 먼저 발달한 것으로 나타났다.

뉴잉글랜드 의학 잡지에 실린 또 다른 최근 연구는 1,811쌍의 쌍둥이를 관찰했다. 암을 가지고 있는 일란성 쌍둥이의 경우 사춘기가 먼저 온 쌍둥이가 이른 나이에 암에 걸릴 가능성이 5배가 더 크다고 보고했다. 월경이 12살 이전에 시작될 때 그 가능성은 더 커졌다. 하버드의 브링험 & 여성 병원의 조 안 매이슨 박사는 미국에서 사춘기 연령이 점차 낮아지고 소아 비만이 늘어나고 있어 그 연구가 의미하는 바가 걱정스럽다고 말했다.

조숙한 성적 발달을 보이는 소녀들이 점점 더 많아지고 있다. 의학 연구를 보면 그 추세가 현실이고 점점 더 악화되고 있다. 8살이면 흑인 소녀의 거의 절반과 백인 소녀의 15퍼센트가 유방과 음모가 발달하기 시작한다. 9살이면 흑인 소녀는 77퍼센트, 백인 소녀 33퍼센트가 사춘기를 맞는다.

우리는 이런 현실이 얼마나 해로운가 하는 질문을 애써 무시하고 있다. 지금 아이들이 성인이 되면 유방암 발병도 많아질 것이다. 암 발생은 유방에서 형성 이상이 나타나고 몇 년 뒤에 발병하는 것으로 나타났다. 이러한 변화가 10대에게서 자주 보인다.

「미국 역학 저널」에 실린 1999년의 한 연구는 출생 이후 아이들을 추적했다. 그 결과 1살에서 8살 사이에 동물성 식품을 더 많이 먹고 채소를 덜 먹은 소녀들이 일찍 초경과 사춘기를 경험하기 쉽다고 보고했다. 그러나 가장 강한 예측 지표는 5살 이전에 동물성 단백질이 풍부한 식사를 했는가에 있었다.

10살 이전의 식습관이
가장 중요하다

에스트로겐은 의심할 여지없이 유방암 세포의 발달과 성장을 자극한다. 그러나 가장 결정적이고 복잡한 것은 에스트로겐이 많아지는 시기이다. 특정한 시기에 에스트로겐이 많아지면 유방암 위험성이 높아지고, 다른 나이에는 영향을 미치지 않을 수 있다. 이러한 관계는 복잡하고 분명히 밝혀지지 않았다. 확실한 것은 일찍 사춘기를 맞은 소녀들은 훨씬 더 많은 에스르토겐을 가지고 있고, 그 후로 여러 해 동안 매우 높은 수치를 유지한다.

혈액 속의 에스트로겐과 테스토스테론 수치를 반영하는 아래의 그래프에서 커브 밑에 있는 부분은 유방암의 지역적인 분포와 관계가 깊

▶ **성호르몬 분비 기간**

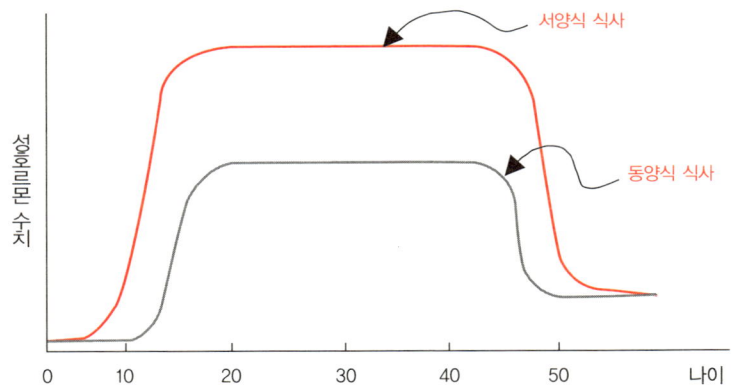

다. 유방암에 걸린 사람들은 걸리지 않은 사람들보다 이 호르몬의 혈중 수치가 높게 나타났다.

지방 세포는 에스트로겐을 생산한다. 따라서 어린 시절 체지방이 많으면 에스트로겐 분비도 많아진다. 과일과 채소에 있는 섬유소는 순환하는 에스트로겐을 자연스럽게 낮추는 역할을 한다. 섬유소를 많이 섭취하는 사람의 위에 이식된 유익한 박테리아는 에스트로겐과 결합하여 쉽게 대변으로 배설된다. 에스트로겐 순환이 소화기관에 들어가고 나올 때, 동물성 식품을 많이 먹은 사람은 대변으로 에스트로겐을 배설하지 못하고 소화기관으로 다시 흡수한다.

식사는 에스트로겐 수치를 강력하게 조절한다. 최근의 한 연구는 8~10세 아이들에게 7년 동안 식사 조절을 하게 한 후 조절을 하지 않은 대조군과 에스트로겐 수치를 비교했다. 그 결과 에스트로겐 수치가 극적으로 낮게 나타났다. 8살 이후에 음식을 바꾸는 것은 무익하지 않다. 성장에 영향을 주는 가장 민감한 나이와 사춘기가 지났을 때조차 암의 발병을 낮출 수 있다. 어린 시절이 지났어도 위험을 줄일 수 있다는 기쁜 소식이다.

국립 암연구소의 잡지에 실린 최근의 한 연구는 26살에서 46살까지의 여성 십만 명을 추적해서 젊을수록 식사가 유방암 발병에 끼치는 영향이 훨씬 더 크다는 것을 발견했다. 연구자들은 유제품과 고기 등 동물성 지방 섭취가 유방암 발병에 가장 밀접한 관계가 있는 공범이라고 특별히 언급했다. 이 연구는 포화지방을 많이 섭취한 여성에게서 위험성이 분명하게 증가하는 것을 보여주었다. 또한 성인이 되어서도 일찍 변화를 시작하면 유방암 발병 위험을 낮출 수 있다고 설명한다. 너무 늦은 때는 없다. 어린 시절의 식사가 암 예방에 가장 중요한 영향을 미치지만, 어른이 되어 암을 예방할 수 없다는 의미는 아니다. 위에 언급한 연구에서 포화지방이 많은 음식으로 인해 위험이 크게 증가하지 않은 이유는, 20대 후반이나 30대는 음식 조절로 강력한 방패를 갖기에는 다소 늦은 나이이기 때문이다. 나이 들어감에 따라 위험성을 극적으로 줄이기는 어렵다. 어릴 때 작은 변화가 중요하다. 어려서 행한 소소한 잘못을 보상하기 위해서는 어른이 되어서 큰 변화가 필요하다.

아이를 낳고 가능하면 오래 모유로 키워라. 그리고 영양과 운동 등 건강한 라이프스타일을 유지하면 유방에 나타난 병리학상의 변화를 정상으로 되돌리는 데 도움이 된다.

생선, 더 이상 권장 식품이 아니다

국립과학원 의학연구소는 2003년 6월 다이옥신과 폴리클로로바이페닐(PCB)이 들어 있는 식품을 섭취하면 암에 걸릴 수 있다고 경고했다. 의학연구소는 연방 정부에 의학적인 문제를 조언하고 전문가들로 하여금 연구하고 보고서를 작성하게 한다. 보고서는 다음과 같이 결론을 맺는다.

"다이옥신 섭취를 줄이는 가장 직접적인 방법은 지방, 특히 화학물질을 매우 많이 함유한 것으로 알려진 동물성 식품에 있는 지방 섭취를 줄이는 것이다."

환경보호기구(EPA)는 기업이 방출한 다이옥신 양이 한 해 전 100킬로그램에서 2001년 148킬로그램까지 올라갔다고 보고했다. 바로 다음 날 국립과학원에서 이 보고서가 나왔다. EPA는 2001년에 61억 6천만 파운드의 독성 화학물질이 자연 환경에 방출되었다고 덧붙였다.

EPA는 이러한 화합물이 환경에 잔류해서 오염된 사료나 풀을 먹는 가축의 몸에 쌓인다고 설명했다. 수많은 독성 화학물질은 자연 환경에서는 잘 분해되지 않는다. 반면에 기름에는 잘 녹아서 생선, 새, 포유동물의 지방 조직에 축적된다. 인간은 주로 오염된 동물성 식품을 먹음으로써 화합물을 섭취하게 된다. 어떤 동물이 독성 화학물질에 조금이라도 노출되면 평생 동안 몸에 남는다. 이러한 해로운 화합물이 매우 높은 것으로 조사된 동물성 식품은 메기, 랍스터, 연체동물, 치즈, 버터, 아이스크림 등이다.

태아와 젖을 먹는 유아는 특히 화학물질의 해로운 영향에 취약하다. 이러한 화학물질은 행동 장애와 갑상선 기능 저하, 자궁내막증, 암을 포함한 광범위한 질병과 연관되어 있다. 화학물질은 지방으로 된 동물 조직과 체지방에 축적되기 때문에(인간도 동물이다), 여성은 자라는 태아가 해로운 환경에 노출되지 않도록 임신하기 전부터 매우 조심스럽게 먹어야 한다.

아이들의 건강은 엄마가 임신하기 전 몇 년 동안 먹은 음식에 영향을 받기도 한다. 국립과학원은 동물성, 특히 지방이 많은 생선과 어패류, 지방이 풍부한 식사에 대해 엄중하게 경고했다. 아보카도, 견과류, 씨앗에서 나온 건강에 좋은 지방을 함유한 식물성 중심의 식사가 암을 이기는 강력한 무기다.

젖을 먹이는 것도 유방암을 예방하는 데 도움이 된다. 수유 중에는 에스트로겐 분비가 사실상 제로까지 떨어진다. 장기간 수유를 하면 그 후로 에스트로겐 수치를 낮추는 데 많은 영향을 끼친다. 2년 동안 수유를 하는 게 가장 좋다. 그 기간은 아이들이 스스로 면역학적 발달을 하는 기간과 일치한다. 따라서 모유 수유는 엄마와 아이 모두 암을 예방하는 데 중요한 역할을 한다.

아이에게 유기농산물을 먹여야 하는 이유

급성 림프구성 백혈병이 지난 20년간 10.7퍼센트 증가했다. 뇌종양은 30퍼센트, 일종의 골수암인 골육종은 50퍼센트, 고환암은 30살 이후의 남자에게서 60퍼센트 증가했다. 아무도 우리에게 그 이유를 말하지 않는다. 과학적인 연구는 무시하기 어려운 실마리를 제공한다.

- 부모가 농약을 사용해 일하는 아이들은 백혈병과 뇌종양, 다른 불치병에 걸릴 가능성이 높다.
- 어린이 백혈병은 집 주변에서 농약 사용이 증가한 것과 관계가 있다.
- 국립 암연구소에서 검토한 9건의 연구 보고서는 농약과 뇌종양 간의 밀접한 관계를 보여준다.
- 어려서 제초제에 노출되면 천식 위험이 4배 이상 증가한다.

위에 언급된 모든 위험은 농약을 먹은 결과가 아니다. 집과 농장 주위에서 농약을 사용한 결과이다. 유기농산물을 먹으면서 발암성인 살충제와 제초제를 집 안에서, 잔디와 정원에서 사용하는 것은 말이 안 된다.

어린아이들은 독소 노출에 민감하다. 때문에 국립과학원은 어린 나이에 농약에 노출되면 정신장애와 면역 체계 이상을 일으킬 가능성이 높으며 암에 걸릴 수 있다고 경고했다. 아이들이 화학 물질로 된 세제, 살충제, 잔디밭에 뿌리는 제초제에 노출되지 않도록 조심해야 한다. 가구와 책상, 울타리 등에 사용되는 나무에 사용된 화학물질도 아이들에게 위험하다. 어린아이가 주위에 있으면 화학 물질이 없는 환경을 유지하기 위해서 조심해야 한다.

환경보호기구는 오늘날 사용되는 대부분의 농약은 암 발병 가능성이 높거나 개연성이 있다고 보고한다. 농약을 사용해 일하는 농부들에 대한 연구는 농약 사용과 뇌종양, 파킨스병, 각종 골수암, 백혈병, 림프종, 위암, 전립선암, 고환암 등과의 관련을 보여준다. 그러나 의문은 남는다. 식품에 남아 있는 농약은 위험한가?

농산물에 있는 매우 낮은 수치의 잔류 농약은 그리 중요하지 않으며 모든 자연식품에는 자연적으로 생기는 더 중요한 독소가 있다고 주장하는 과학자들이 있다. 농약 처리 농산물에 대한 연구를 보면 유기농산물이든 아니든 농산물 섭취는 암 발생을 낮춘다. 농약을 사용해 기르고 수확한 과일과 채소를 먹는 것이 과일과 채소를 전혀 안 먹는 것보다는 확실히 좋다. 피토케미컬이 풍부한 농산물을 많이 먹는 것이 잔류 농약이 끼칠지 모르는 위험성보다 더 중요하다.

혈액 속 농약 수치가 높은 여성이 유방암에 걸릴 가능성이 높은 것으로 나타났다. 그러나 이 연구에서 암과 관련된 것으로 나타난 농약은 더 이상 사용되지 않는다. 미국 정부는 1972년 DDT 사용을 금지했다. 문제는 DDT가 여전히 자연 환경에 존재하며, 주로 어패류와 생선 섭취를 통해서 식품 속으로 다시 들어가고 있다는 것이다. 따라서 생선과 어패류를 정기적으로 먹는다면 유기농 과일과 채소를 먹는다고 해서 DDT 섭취가 낮아지지 않는다.

식물성 식품에 비하여 동물성 식품은 훨씬 더 독성 화학물질에 노출되어 있다는 것을 명심하라. 먹이사슬에서 낮은 것을 먹고 동물성 식품의 섭취를 줄이면 독성 화학물질에 자동적으로 덜 노출된다. 식물은

잔류 농약 줄이는 법

- 바나나, 망고, 오렌지, 파인애플, 멜론 등의 껍질을 벗긴 후 손을 비누로 씻는다.

- 유기농이 아니라면 감자와 당근 껍질을 깎아서 버린다.

- 유기농이 아니라면 오이, 사과, 배, 복숭아 껍질을 깎는다.

- 양배추와 상추의 맨 바깥 잎을 버린다.

- 가금류나 다른 동물성 식품의 지방을 다듬는다.

- 껍질이 없는 수입 과일은 피한다.

- 유기농이 아닌 딸기는 아이들에게 먹이지 않는다.

- 신선한 유기농이 없거나 너무 비싸면 냉동 제품을 이용한다.

기름에 녹는 오염원을 가장 적게 가지고 있고, 초식 동물은 더 많이 가지고 있으며, 육식 동물은 가장 많이 가지고 있다. 작은 생선을 잡아먹는 생선은 잡아먹은 모든 생선으로부터 나온 독소 물질을 쌓아둔다. 바다 가재와 어패류, 메기, 참치, 줄무늬농어, 상어, 황새치는 작은 고기를 잡아먹으면서 PCB, DDT, 다이옥신, 수은 같은 독소도 축적하고 있다. 그러므로 큰 포식 생선은 피해야 한다. 사람은 농산물보다 오염된 동물성 식품에서 더 많은 화학물질을 얻게 된다.

유기농 식품은 가장 좋은 선택이다. 얼마나 많은 위험이 농산물 잔류 농약에 존재하는지 아무도 확실히 모른다. 확실한 것은 젊으면 젊을수록 세포가 독소에 더 민감하다는 것이다. 가능하면 어린아이들에게 유기농산물을 먹이려고 노력하는 게 현명하다.

채소와 과일을 물로 깨끗이 씻어야 한다. 가능하면 천연 세제를 사용하고, 잔류 세제가 없도록 잘 헹군다. 농약 제거 전문 제품이라고 해서 천연비누와 물보다 더 효과적이지는 않다.

잔류 농약을 가장 많이 가지고 있는 식품은 딸기, 배, 라즈베리, 포도, 체리, 사과, 셀러리 등이다. 수입 농산물도 농약을 많이 함유하고 있을 가능성이 많다.

아이들에게 가능하면 유기농 식품을 먹여야 할 또 다른 이유가 있다. 유기농산물은 항상 관행 농산물보다 영양이 더 풍부하다. 캘리포니아 대학 데이브스 캠퍼스에서 실시한 한 연구는 유기농으로 재배한 식품이 심장병과 암을 예방하는 효과가 있는 플라보노이드를 훨씬 많이 가지고 있는 것을 발견했다. 연구자들은 유기농 옥수수와 딸기에서 플라보노이드가 50퍼센트 더 많은 것을 발견했다. 연구자들은 식물이 해충의 스트레스를 스스로 처리해야 할 때, 인간에게 이로운 화합물을 더 많이 생산한다는 이론을 세웠다. 그러므로 유기농 식품이 더 맛있고, 유기농업이 농민과 우리 환경을 보호한다.

올바른 식습관이
유전을 이긴다

심근경색 사망과 관련 있는 리포단백질 비정상(높은 LDL과 낮은 HDL)은 어려서부터 시작되고, 높은 콜레스테롤 수치는 사실상 어려서의 식습관에 의해서 '설정(set)'된다는 상당한 증거가 있다. 우리가 어려서 먹는 것이 평생의 콜레스테롤 수치에 영향을 준다. 어른이 되어 식물성 중심의 식사로 바꾸어도 어려서 식사 습관을 바꾼 사람보다 콜레스테롤 수치가 더 좋아지지 않는다.

심장에 안 좋은 음식으로 인해 혈관 손상이 일찍 시작된다. 어려서 관상동맥 경화가 발병하고, 아테롬성 동맥 경화와 혈중 콜레스테롤의 높은 수치는 조기 사망의 위험성을 초래한다. 때로는 어린 시절의 식사 때문에 사망이나 심근경색이 상대적으로 일찍 나타날 수 있다.

심혈관 동맥 질환으로 젊어서 사망한 사람들을 연구하면 대부분 어려서부터 체중이 평균보다 많다. 유명한 보갈루사 심장 연구는 어려서부터 포화지방을 많이 섭취하면 나중에 심장병 발병 가능성이 많고, 어린 시절과 청소년기에 고혈압이면 성인이 되어 심혈관 질환으로 인해 사망할 확률이 높다고 강력하게 예보했다.

많은 동물성 식품과 유지방, 흰 밀가루, 설탕으로 된 저섬유소, 고포화지방 식사는 높은 콜레스테롤 수치를 가진 심근경색 환자로 만든다. 일찍부터 항암 라이프스타일과 건강에 좋은 식습관을 가지면 심장병에 걸리지 않는다. 식물성 섬유소가 많은 식사는 고콜레스테롤, 비만, 당뇨를 예방한다. 어린 시절에 고섬유 식물성 식품을 많이 먹으면 인생 후반기의 심장병을 예방한다. 강한 심장병 가족력을 가진 사람조차 강력한 효과를 미친다. 유전적으로 심장병 소인을 가지고 있는 사람도 어릴 때부터 건강한 식사를 하면 평생 심장병에 걸리지 않을 수 있다.

미국 심장협회는 가족 전체가 소금과 포화지방을 제한할 것을 충고한다. 이것은 우리 사회가 알아야 할 중요한 메시지이다. 심장병은 어른이 되어서도 식생활로 예방하고 치료할 수 있다. 하지만 사람들은 근본적인 변화를 실천하지 않는다. 미국인의 40퍼센트가 여전히 심장병으로 죽는다.

소아 심장병은 지난 20년 동안 이 분야 연구자들에게 중대한 문제이다. 1986년에 있었던 심장병 심포지엄에서, 심혈관 질환 유전 연구소의 소장이자 유타대학교 의과대학 교수인 로저스 윌리엄스 박사는 유전적으로 심장병에 걸리기 쉬운 사람이 심장병을 예방하는 가장 좋은 방법은 어린 시절부터 좋은 식습관을 가지는 것이라고 설명했다.

유전적으로 심장병 소인이 있는 사람이 심장마비 사망을 예방하는 유일한 방법은 젊었을 때 식사 습관을 바꾸는 것이다. 그는 또한 환자와 가족들에게 "지방을 주의하라"고 말하는 것만으로는 부족하다고 말했다.

여러 과학 논문은 관상동맥 심장 질환은 피할 수 있는 질병이라고 주장하고 있다. 과일, 채소, 콩, 견과류, 씨앗을 위주로 한 식사를 한다면 가족력이 있는 사람조차 건강하게 장수할 수 있다.

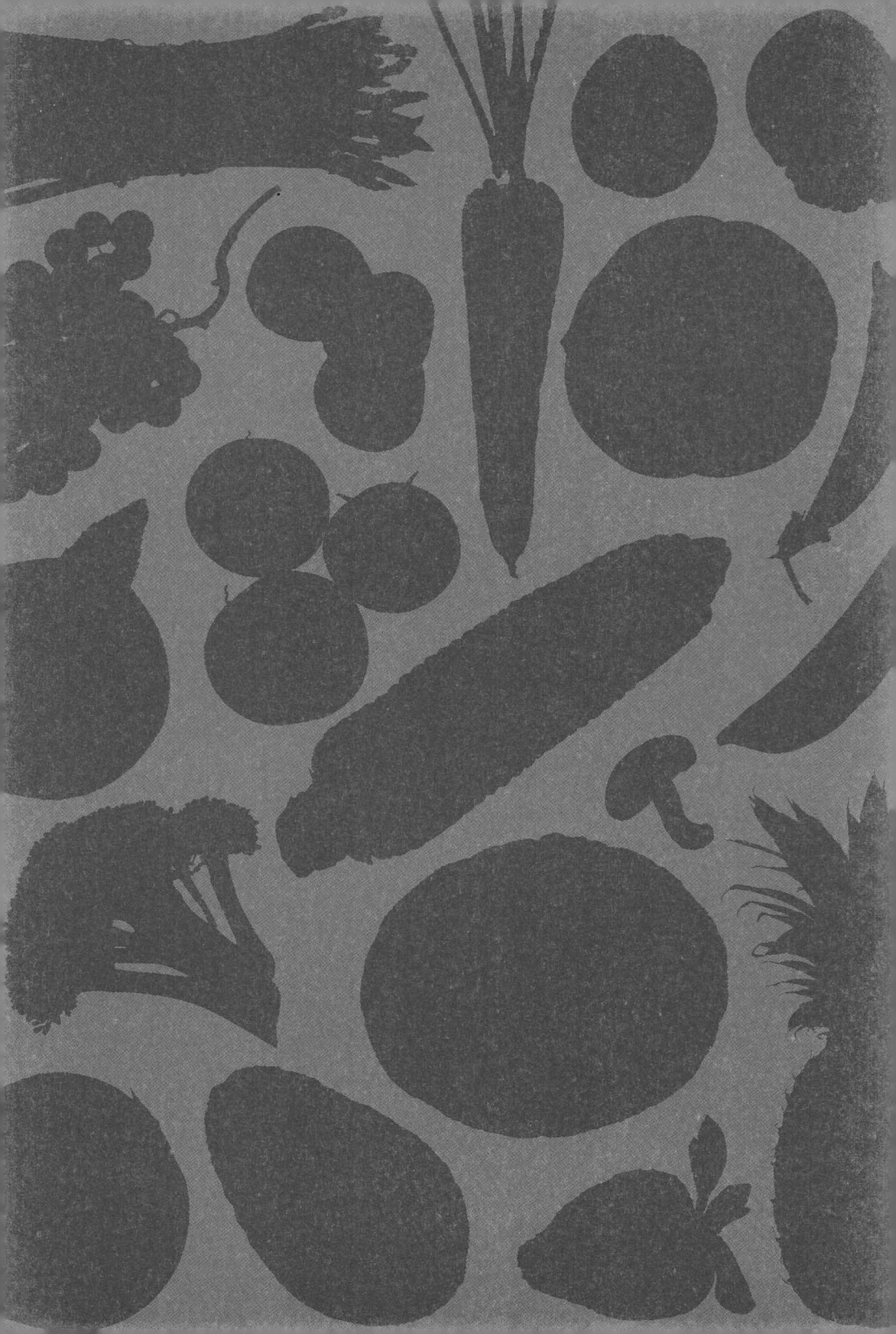

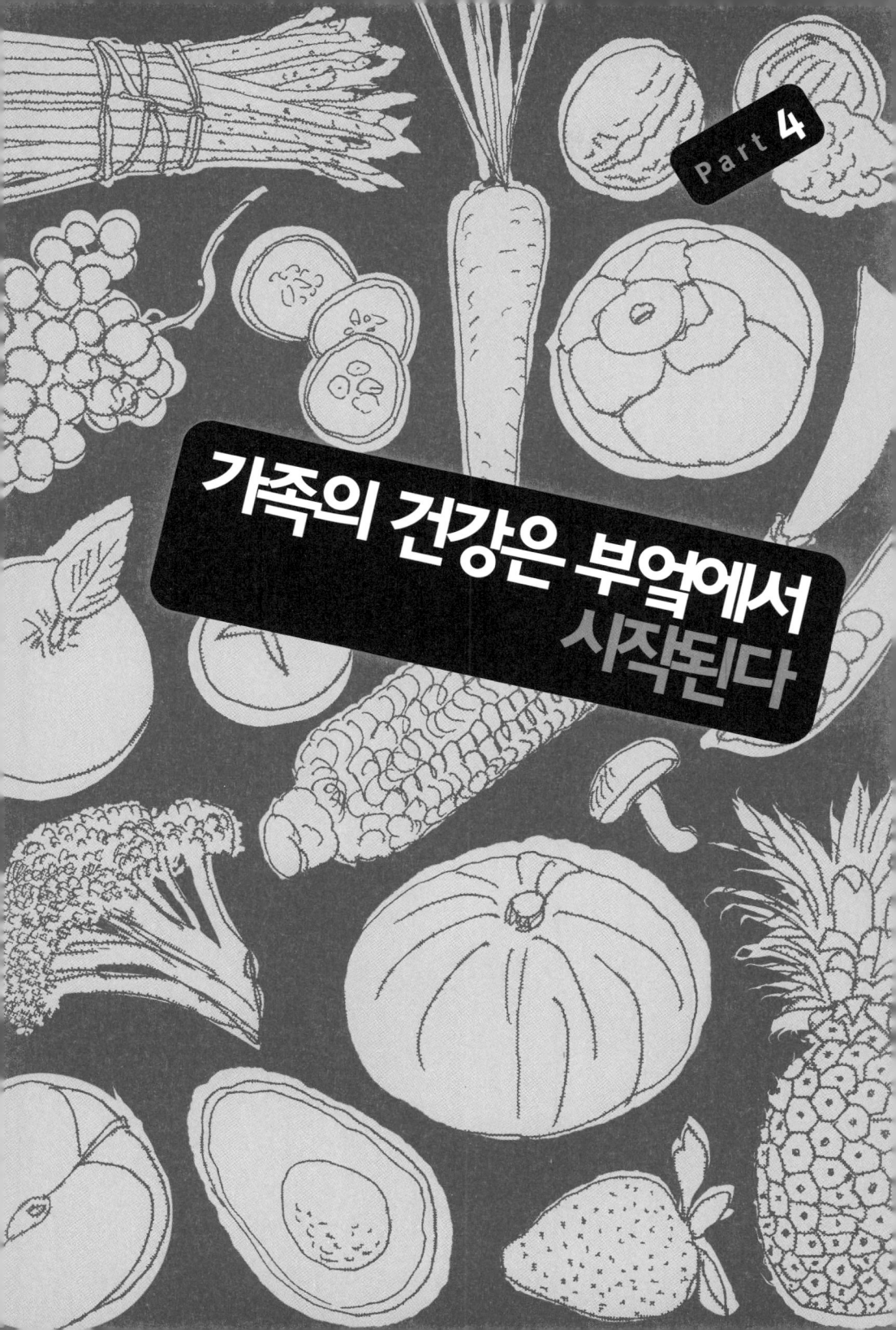

Part 4

가족의 건강은 부엌에서 시작된다

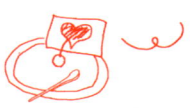

집에서 가공식품과 저영양소 식품을 아예 없애라. 흰 밀가루로 만든 제품, 치즈, 감미료, 즉석 시리얼, 과일 주스, 칩, 정크 푸드 등은 집에 두면 안 된다.

아이를 변화시키는 두뇌 음식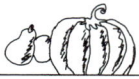

임신, 수유 중에
주의해야 할 것

아이의 건강에 관심을 기울이기 시작해야 하는 때는 아이가 태어나기 훨씬 전이다. 임신하기 12달 전에 엄마가 먹은 음식이 아이의 미래 건강에 영향을 끼칠 수 있다. 아이를 가지기 전에 건강하게 먹는 것이 중요하다. 적절한 영양과 좋은 건강 습관은 엄마와 아이 모두가 건강을 유지하는 데 도움이 된다.

뱃속에서 자라고 있는 아이는 독소에 민감하다. 아이의 건강을 생각한다면 임신 전부터 신경을 써야 한다. 임신 중에 피해야 하는 위험한 습관이 많이 있다. 아직 밝혀지지 않은 위험 요소는 더 많다. 전자레인지, 핸드폰, 헤어드라이어가 문제가 아니다. 어른과 아이 모두에게 정말 위험한 것은 다음과 같다.

- 카페인
- 니코틴(간접 흡연 포함)
- 알코올(술)
- 약(처방전 없이 약국이나 소매점에서 사는 약과 처방약 모두)
- 허브와 고단위 보충제, 특히 비타민 A
- 생선, 굴, 홍합 등 연체동물과 조개 등 어패류, 생선회
- 뜨거운 목욕과 사우나
- 방사선
- 세제, 페인트 도료
- 고양이 새끼(고양이 배설물에 있는 기생충에 의해 생기는 톡소플라즈마증이라고 불리는 전염성 질병 때문에)
- 우유와 치즈
- 연성 치즈와 페스타, 로크포르, 브리 치즈 같은 푸른곰팡이 치즈
- 인공 색소, 질산염, MSG(화학조미료)
- 델리 미트, 런천 미트, 핫도그, 덜 익은 고기

임신 중인 여성이 약을 사용하면 산모와 태아가 심각한 문제에 직면할 수 있다. 또한 자연산이나 건강 식품점에서 구입한 제품이라고 해서 안전하다고 장담할 수 없다. 약초는 자연적으로 발생하는 독소가 있어서 효과가 있다. 약초는 건강식품이 아니다. 나는 임신 중에 머리를 염색하는 것도 경고한다.

임신 중인 여성은 해산물을 절대 먹어서는 안 된다. 어떤 오염 물질이 해산물에 있는지 알기 어렵다. 어패류와 연체류가 특히 위험하다.

고양이를 키우면 톡소플라즈마와 리스테리아가 태아에게 위험한 감염원이다. 우유, 연성 치즈, 덜 익은 고기를 피하면 리스테리아 섭취 가능성을 줄일 수 있다.

카페인은 수십 년 동안 논쟁적인 주제였다. 커피를 많이 마시는 사람이 유산과 저체중아를 낳을 가능성이 크다. 하지만 커피를 적당히 마시는 사람에게는 부작용이 분명하게 나타나지 않는다. 그래도 가능하면 잠재적인 위험 물질을 멀리하는 것이 현명하다.

생후 1년은 아이의 건강한 몸과 마음을 위해 준비해야 하는 중요한 시기이다. 뇌가 급속히 자라는 동안 DHA가 풍부한 모유를 먹이면 아이의 잠재력이 최대한 발달한다. 엄마는 하루 약 200mg 정도의 DHA 보충제와 복합 비타민을 복용하면 좋다. 첫돌에 음식을 먹기 시작하고 나서도 모유 수유를 계속하는 것이 면역 기능과 뇌 발달에 중요하다.

아이가 화학물질과 잠재적인 알레르기원에 노출되지 않도록 주의해야 한다. 첫 해에는 해로운 영향에 더 민감하기 때문에 식품첨가물, 농약, 가정용 세제, 살충제, 항생제 등 모든 것을 용의주도하게 피해야 한다.

어려서 우유 단백질을 섭취하면 안 좋은 결과가 나타났다. 6개월까지 모유를 제외하고는 어떤 음식도 먹이지 말아야 한다. 6개월 이후 이유식을 시작할 때도 신중하게 식품을 선택해야 한다.

첫 6개월 동안 모유만 먹이는 것이 가장 이상적이라는 데 대부분의 권위자들이 동의한다. 생후 일 년 동안 소화기관이 완성되어 감에 따라 세포 사이의 틈이 좁아지면서 식품 알레르기의 가능성도 줄어든다.

이유식, 제대로 먹여야 병치레 안 한다

6개월 후 이유식을 먹일 때 새로운 식품을 이틀에 한 가지씩 점진적으로 추가하면서 먹여야 한다. 그래야 피부 발진이나 소화 불량 같은 식품 알레르기 신호나 특별한 식품에 대한 민감도를 파악할 수 있다. 만일 부모가 알레르기 가족력이 있다면 알레르기 가능 식품(견과류, 유제품, 콩, 옥수수, 밀가루, 계란)을 미루고, 모유만 먹이는 기간을 연장해야 한다. 다음에 나오는 내용을 응용해서 활용하기 바란다.

6~9개월 아기를 위한 이유식

아이의 첫 음식으로 바나나를 으깨 모유와 섞은 것이나 유기농 현미 씨리얼에 생수와 모유를 섞은 것을 추천한다. 그 다음 주에는 바나나 으깬 것에 아보카도를 추가한다. 껍질을 깎은 사과, 배, 복숭아 또는 파파야 등으로 신선한 과일 퓨레(야채, 과일을 삶아 곱게 걸러 만든 수프 음료)를 만들어 다음 몇 달 동안 점진적으로 추가한다. 압력솥에 찐 채소로 만든 퓨레와 과일을 번갈아서 먹인다. 건강식품점에서 파는 유기농 이유식을 활용하면 완두콩, 강낭콩, 당근, 호박, 주키니호박, 콩깍지 등을 편리하게 먹일 수 있다. 유기농 이유식 제품은 여행할 때도 편리하다. 찐 채소를 압력솥에 남아 있는 물과 함께 믹서로 갈아서 채식 곤죽을 만드는 것도 간단하고 좋은 방법이다. 찐 아스파라가스나 아티초크 하트(아티초크라는 식물의 속이 심장 모양이라서 나온 말)에 고구마를 혼합한 것도 좋다.

유아기에 피해야 할 음식

이 시기의 아기들에게 소금, 설탕, 꿀이 들어 있는 음식은 먹이지 마라. 오직 유기농 과일과 채소, 유기농 이유식 제품만 먹여야 한다. 딸기와 감귤류는 생후 12달 이후에 먹이고, 갈은 견과와 갈은 견과버터는 9개월 이후로 미루어라. 그래야 알레르기를 줄일 수 있다. 통견과는 2살 반까지 질식 위험이 있기 때문에 주면 안 된다. 견과버터(치즈나 버터가 아닌)와 견과로 만든 음식은 9달 이후부터는 괜찮다. 땅콩과 땅콩버터는 알레르기 잠재성이 크기 때문에 2살까지는 피한다.

   견과와 씨앗은 건강에 좋은 지방과 단백질의 우수한 원천이고 미네랄과 비타민을 함유하고 있다. 9개월이 지나면 해바라기씨, 아몬드, 호두를 갈아서 냉장고에 보관했다가 채소와 과일을 먹일 때 섞어서 먹인다.

9~12개월, 다양한 음식을 시도한다

9개월이 되면 대부분의 아이들은 건강한 음식을 먹을 수 있다. 이때 다양한 음식을 시도해야 한다. 완두콩, 옥수수, 당근, 강낭콩, 아스파라가스, 시금치, 호박, 감자, 고구마 등을 익히거나 퓨레로 만들어 먹인다.

꼬투리를 제거한 완두콩을 갈아 먹여도 된다. 신선한 녹색 채소를 아이에게 먹이는 가장 좋은 방법이다. 익혀서 간 완두콩을 다른 음식에 섞어도 된다. 아몬드, 해바라기씨, 호두, 캐슈너트 등을 갈아서 가루로 만들거나 버터로 만들 수 있다. 이렇게 갈은 견과는 과일이나 채소와 함께 곤죽으로 만들 수도 있다. 쌀을 제외하고 귀리, 기장, 퀴노아와 같은 곡물을 추가할 수 있다. 곡물은 물에 넣고 약한 불로 끓이고 나서 부드러워질 때까지 저어주면 된다. 으깬 바나나도 약간 추가하라.

이런 음식은 모유로 희석해도 좋다. 우유나 버터는 절대 넣지 마라. 모유가 힘들면 유아용 유동식을 먹인다.

아기의 변과 먹인 음식의 색깔이 같더라도 놀라지 마라. 당근과 비슷한 오렌지색이거나 완두콩 같은 녹색이면 정상이다. 아기에게 과일 주스를 먹이지 마라. 건강한 식습관 발달에 좋지 않다.

첫돌까지 피해야 할 음식

계란, 생선과 해산물, 고기, 우유, 치즈, 버터, 기름, 밀가루, 딸기, 오

렌지, 포도, 과일주스, 감미료, 꿀, 땅콩, 식품 첨가물과 소금이 든 가공식품

3살까지 모유 먹이면 평생 근심이 없다

1년이 지나면 가족들이 먹는 채소/콩 수프를 먹인다. 콩을 완전히 갈아서 걸쭉한 콩 수프를 만든다. 2살 이후에는 콩을 씹어 먹게 할 수 있다.

나는 모유 수유를 최소한 18개월, 가능하면 2년 이상 계속하라고 권한다. 첫돌이 지나면 음식을 충분히 먹을 수 있다. 따라서 모유 수유가 크게 줄어든다. 이 시기의 아이들은 하루 서너 번 수유로 충분하다. 18개월 이후에는 하루 두세 번으로 충분하다. 18개월까지 모유 수유를 계속하지 않는다면 두유나 우유 말고 이유식 제품을 먹인다.

이유식 제품은 회사마다 다르다. 그러나 실제 모유와 같은 것은 없다. 모유는 아기를 위해서 설계된 가장 좋은 식품이다. 어떤 이유식도 모유를 그대로 모방할 수 없다. 모유는 살아 있는 세포, 호르몬, 활성 효소, 면역 글로블린, 모방할 수 없는 독특한 구조를 가진 화합물을 함유하고 있다. 모유는 모든 아기를 위한 최선의 음식이다. 모유는 몇 달이 아니라 몇 년 동안 아이의 식사가 되도록 신께서 설계한 음식이라는 사실을 잊지 마시라.

아기와 엄마 모두의 암 발병을 줄이기 위해서 가능하면 모유 수유는 오래 해야 한다. 장기간 모유 수유를 하면 유방암 위험성이 준다. 미국

소아과 학회(AAP)는 생후 1년이 지나서 우유를 먹이기를 권한다. 나는 생각이 다르다. 아기에게 우유를 먹이면 위식도 역류, 철분 부족, 칼슘과 염분 과다가 생길 수 있다. 그러나 이것이 유일한 이유는 아니다. 아기는 모유 수유를 통해 DHA를 꾸준히 섭취해야 한다.

모유를 모델로 해서 만든 DHA 강화 이유식을 시중에서 살 수 있다. 2년 동안 모유 수유를 할 수 없다면 12개월에서 18개월까지는 DHA가 강화된 우유 유동식을 권한다. DHA 보충 두유 유동식은 우유로 만든 이유식을 대체할 수 있다. 하지만 우유 유동식이 두유 유동식에 비해 알루미늄을 적게 함유하고 있기 때문에 더 낫다. 18개월 이후에는 두유와 견과 밀크(약간의 우유도 괜찮다)를 섞어 먹일 수 있기 때문에 우유 유동식 양을 점점 줄일 수 있다.

일찍 우유를 먹으면 소아 당뇨병 발병 가능성이 높아지고 급성장하여 나중에 암에 걸릴 확률이 높아진다. 아기에게 반드시 우유를 먹일 필요는 없지만 그래도 조금 먹여야 한다면 18개월 이후에 주어야 한다. 나는 아기에게 우유만 마시게 해서는 안 된다고 강력하게 주장한다. 우유만 먹이지 말고 두유와 견과 밀크, 산양유를 활용해서 만든 건강 음료를 먹이도록 하라.

미국에서 1년 동안 모유를 먹는 아기는 16퍼센트에 불과하다. 첫돌이 지나지 않은 아기에게 우유, 과일주스, 프렌치프라이 등을 먹인다. 생후 2년 동안은 면역력을 키우고 평생 지속될 건강한 식습관을 만드는 결정적인 시기이다. 나는 부모들이 모유 수유가 자녀들의 건강에 얼마나 중요한가를 깨닫는다면 모유 수유가 훨씬 늘어날 것이라고 생각한다. 모유 수유를 하기 힘든 이유가 있다면 모유를 가장 많이 닮은 이유식을 선택하라. 요즘 새로 나온 일부 이유식은 DHA를 첨가하고 알레르기를 일으키지 않는 변형 단백질로 내용물을 개선했다.

나는 아기들에게 쌀로 만든 죽(미국에서 파는 설탕이 많이 들어간 죽을 말한다-역자 주)을 권하지 않는다. 쌀로 만든 죽은 너무 달고 단백질과 지방은 너무 적다. 그 대신 모유에 두유, 물, 아몬드, 해바라기씨, 대추를 약간 보충할 수 있다. 유동식을 점차 줄이게 되는 12~18개월 동안 이 음료로 영양을 보충할 수 있다. 두유 하나만 먹이는 것보다 다른 음료와 섞어 먹이는 게 영양 면에서 더 좋다. 아몬드나 씨앗, 두유, 물 약간을 믹서에 넣고 크림처럼 걸쭉한 밀크가 될 때까지 갈면 훌륭한 아기 음료가 된다.

2살 이하의 아기는 적절한 지방이 필요하다. 9~12개월이 지나면 모유의 양이 감소하기 때문에 아보카도, 두부, 견과버터를 추가하라. 무른 대추와 곱게 간 아몬드를 넣고 으깬 두부는 '치즈 케이크' 맛이 나면서 아이들이 좋아한다. 냉동 완두콩 같은 야채를 섞어도 된다.

편식하는 아이에게
건강식 먹이는 방법

아이의 잘못된 식습관은 아이의 문제가 아니라 부모 책임이다. 가공식품이 범람하는 환경에서 아이들 대부분이 편식을 하고 있다.

2~7세 아이들이 특별한 음식을 선호하는 것은 비정상이 아니다. 아이에게 좋은 음식을 먹이려고 전쟁을 치르는 부모가 많다. 다행히 전쟁을 끝내고 나면 아이의 식습관을 바꿀 수 있다.

나는 자녀가 마카로니, 치즈, 프렌치프라이, 치킨 너겟, 피자, 우유에 탄 씨리얼만 먹는다는 부모를 자주 만난다. 부모들은 모두 "우리 아이는 과일이나 채소를 먹지 않아요!"라고 말한다. 믿기지 않겠지만, 트랜스지방으로 가득 찬 고칼로리 프렌치프라이가 오늘날 우리 아이들이 먹는 가장 흔한 채소이다. 25퍼센트의 아이들이 매일 프렌치프라이를 먹고 있다.

피터슨은 3살짜리 아들 조수아를 나에게 데리고 왔다. 아들 조수아가 계속 중이염에 걸리자 전에 다니던 병원의 의사가 9달 동안 12가지 항생제를 처방했다고 했다. 아이는 항생제를 중단하면 몇 주 안에 다른 병으로 아팠다. 소아과 의사는 조수아가 계속해서 소량의 항생제를 먹어야 한다고 처방했다. 나는 조수아에게 항생제가 필요 없도록 식생활을 바꾸라고 조언했다.

나는 피터슨 가족에게 조수아의 식단이 부적절하다고 이야기할 필요가 없었다. 부모는 그 사실을 분명하게 알고 있었다. 단지 조수아에게 건강에 좋은 음식을 먹이는 것이 불가능하다고 생각하고 있었다. 그렇지 않다. 나는 편식을 교정하는 방법을 알려 주었다. 한 달 뒤 다시 찾아왔을 때 부모는 조수아가 건강에 좋은 음식을 잘 먹고 있다고 자랑스럽게 보고했다. 피터슨 가족은 어려움 없이 이 일을 해냈다. 나는 항생제를 중단했다. 조수아는 중이염 없이 그해 겨울을 보냈다.

나는 만성 질환을 앓고 있는 자녀를 나에게 데리고 올 때 온 가족이 함께 오라고 말한다. 아픈 아이에게만 초점이 맞추어져서는 결코 안 된다. 아픈 아이를 치료하는 결정적인 첫 걸음은 가족 전체가 잘못된 식습관에서 벗어나는 것이다.

피터슨은 처음에 "조수아는 과일과 채소를 먹으려고 하지 않아요"라고 주장했다. 나는 배가 난파해서 먹을 게 없는 처지가 된다면 모든 아이가 건강하게 먹을 것이라고 설명했다. 진정한 배고픔은 참기 힘들다. 선택의 여지가 없으면 아이들은 먹을 수 있는 음식이면 무엇이나 기꺼이 즐겁게 먹는다.

건강한 식습관을 갖도록 하기 위해 아이를 달랠 필요가 없다. 사실 부모와 아이가 음식으로 싸우는 것은 역효과만 난다. 방법은 한 가지. 중요한 법칙을 지키는 것이다. 집에 건강에 좋은 음식만 놓아 두어라. 아이들은 무엇이나 주변에 있으면 먹는다. 어떤 아이도 굶어 죽으려고 하지 않는다. 아이들은 그렇게 해서 먹게 된 음식을 이내 좋아하게 된다.

부모가 변해야
아이가 변한다

아이들의 식품 기호에 대해서 연구하는 학자들은 어려서 일찍 맛본 음식일수록 더 좋아할 가능성이 크다고 한다. 부모들은 자녀에게 건강에 좋은 음식을 줄 때 너무 빨리 포기하는 경향이 있다. 아이가 어떤 음식을 거부하더라도 계속 주어라. 끈기를 갖고 권하면 아이들은 마침내 먹어 보려고 하고 좋아할 것이다. 한 연구는 아이들이 새로운 음식을 친숙하게 받아들이는 데는 8번에서 15번이 걸린다고 한다. 그런데 약 75퍼센트의 부모가 5번 정도 해보고 나서 포기하고 있다고 한다. 긍정적인 강요와 칭찬 그리고 가족들이 맛있게 먹는 모습을 보여 주는 것이(몇 번이고 거듭하여 당신이 얼마나 좋아하는지를 보여 주는) 강제로 먹이거나 달래는 것보다 훨씬 효과가 있다. 일단 아이가 시도하면 그 음식을 몇 번이고 준비해 준다. 그러면 그 음식을 좋아할 가능성이 더 커진다.

입맛은 길들여지는 것이다. 아이나 어른이나 자라면서 많이 먹던 음식을 좋아한다. 임신 중에 그리고 젖 먹일 때 엄마가 먹던 음식이 아기가 나중에 자라서 좋아하게 될 음식이 된다는 연구가 있다. 메시지는 분명하다. 건강에 좋은 식습관을 가진 가정에서 자란 아이들은 좋은 식습관을 계속 유지한다. 아이들이 부모의 식습관을 이어받는다는 것을 보여 주는 연구가 있다. 또한 과일과 채소를 많이 섭취한 어른은 어렸을 때 과일과 채소를 아주 많이 섭취한 사람이라고 밝혀졌다.

부모는 조심하지 않고 먹으면서 자녀들에게 음식을 강요하면 자녀의 체지방이 늘어나는 역효과가 생긴다. 자녀에게 먹이고 싶은 음식을 부모가 먹어야 한다. 펜실베니아의 펜 주립대학에서 실시한 연구에서, 주로 과일과 채소를 많이 먹는 5살짜리 아이들을 살펴보니 부모도 과일과 채소를 먹는다는 것을 발견했다. 이 연구는 "아이들에게 과일과 채소를 먹임으로써, 부모도 평생 암을 이기는 식습관을 시작할 수 있다"고 결론을 내렸다.

과일과 채소를 잘 안 먹는 식습관을 가진 어린이, 청소년, 성인의 경우 6개월에서 3살까지 먹은 음식이 지금의 식습관에 영향을 미치고 있다. 다양한 과일과 채소를 일찍부터 자주 먹으면 나중에 과일과 채소를 좋아하게 된다. 아기들은 위가 작고, 먹을 음식이 적기 때문에 스낵을 좋아하기 쉽다. 아이들이 가장 많이 먹는 스낵은 쿠키, 크래커, 칩, 우유, 과일 음료수(주스가 아니다)이다. 과일, 채소, 콩, 견과류, 몸에 좋은 수프가 아이들의 스낵이 되어야 한다. 물론 그렇게 될 수 있다.

아이들에게 필요한 칼로리 양은 나이와 성장 상태, 활동 수준에 따라 크게 다르다. 대부분의 아이들은 하루에 1천 칼로리를 먹고 십대들은 2천 3백 칼로리를 먹는다. 일부 운동을 하는 십대들은 하루에 4천 칼로리 이상이 필요할 수도 있다. 성장과 활동에 따라 필요한 만큼 먹는 데는 노력이 필요 없다. 그저 자연스러운 현상이다.

가공식품은
과식하게 만든다

아이가 충분히 먹었는지 염려하지 말라. 배고픔을 결정하는 것은 정교하게 조정된 뇌에서 나온 메시지라는 것을 기억하라. 칼로리가 정말 필요할 때 그리고 정말 배고플 때, 아이들은 먹는다. 부모는 자녀가 무엇을 먹는지 확인할 수는 있다. 하지만 아이의 내적인 필요를 무시하고 더 많은 음식을 먹으라고 강요할 수는 없다.

아기에게 과식을 시키기는 특히 어렵다. 대부분의 아이들은 배고프지 않으면 음식을 거부한다. 어린 자녀에게 조금만 더 먹으라고 어르고, 달래고, 유혹하고, 가르침으로써 아이는 자기 몸의 정확한 배고픔과 포만감 신호를 무시하게 된다. 인공 향료와 농축 감미료로 만든 '가짜 음식' 덕택에 어린아이들이 늘 과식을 하고 있다.

사람은 천연 식물성 섬유소와 영양소가 풍부한 식사를 하도록 설계되어 있다. 섬유소(섬유질 식품)를 섭취하면 소화기관에 있는 스트레치 리셉터가 음식을 충분히 먹었다고 인식한다. 칼로리가 많고 섬유소는 거의 없는 가공식품을 먹을 때, 몸의 자연적인 포식 메커니즘은 무력해지고 우리는 과식을 하게 된다. 식욕은 맛에 의해서 조정될 수 있다. 농축 감미료와 인공 향료로 된 매우 자극적인 맛은 인간을 끝없이 먹는 기계로 만들 수 있다.

아이들의 기호와 습성에 맞게 만들어진 고칼로리 인공 제품은 팔기 위해 만든 상품이다. 건강에 필요한 영양소라고는 없는 화학적 발명품일 뿐이다. 영양소가 거의 없을 뿐 아니라 인공 색소와 방부제 같은 위험한 성분을 함유하고 있다. 게다가 가공식품은 트랜스지방, 고과당 옥수수 시럽, 설탕, 농축 감미료, 흰 밀가루, 버터, 아질산염 같은 성분을 함유하고 있다. 굽거나 훈제된 음식은 해로운 발암성 부산물을 만든다. 가공식품과 패스트푸드 산업이 사이비종교처럼 아이들의 마음과 몸에 스며들어 건강을 앗아가고 있다. 그것을 허용한 사람은 바로 부모들이다.

맛의 감각은 소화액을 유발하고 적당한 소화 과정을 일으키는 매우

아이에게 먹여서는 안 되는 위험한 음식 5가지

- **버터와 치즈** 지방을 통해 전해지는 화학 오염물질과 포화지방으로 가득 차 있다.

- **감자칩과 프렌치프라이** 트랜스지방, 소금, 발암성 아크릴아미드가 풍부하다.

- **도넛과 달콤한 트랜스지방 함유 식품** 트랜스지방, 설탕, 인공 물질이 많다.

- **소시지, 핫도그, 런천 미트** 잠재적인 발암 물질인 질산나이트로조(n-nitroso) 화합물을 함유하고 있다.

펄먼 박사가 권하는 아주 좋은 음식 5가지

- **베리 류** 아침 씨리얼에 베리를 추가한다. 냉동 베리로 셔벗 디저트를 만든다. 우리 아이들은 오렌지나 오렌지주스를 혼합한 냉동 딸기를 매우 좋아한다. 말린 파인애플 한 조각을 첨가하여 믹서로 부드럽고 맛있는 스트로베리 셔벗를 만든다.

- **녹색 채소** 캐슈 버터 크림 소스로 채소를 익힌다. 아이들이 아주 좋아한다. 케슈와 약간의 말린 양파 후레이크를 두유와 함께 섞어서 잘게 썬 케일이나 브로콜리 소스로 활용한다.

- **씨앗** 매우 영양소가 많은 경이로운 식품이다. 살짝 볶은 참깨와 해바라기씨를 샐러드와 채소 위에 뿌린다. 약간 갈아서 가루로 만들어 음식에 소금처럼 이용한다.

- **콩** 섬유소와 영양소가 가득하다. 콩을 수프에 넣으면 씹히는 맛이 좋고 포만감이 오래 지속된다. 껍질을 벗긴 완두콩, 렌실콩, 강낭콩 등을 섞어 수프에 넣고 약한 불에 약 3시간 정도 끓인다.

- **토마토** 경이로운 식품이다. 과일로 생각하든, 채소로 생각하든 문제가 되지 않는다. 얇게 썰어서 피타 빵 샌드위치에 넣어라. 포크로 약간의 아몬드 버터를 짓이겨서 토마토 소스에 넣어 피타' 빵에 첨가하라. 얼마나 멋진 점심이 되겠는가?

중요한 요소이다. 자연식품을 먹고 있으면, 맛은 몸이 섭취해야 하는 식품의 정확한 양을 판단하는 안내자가 될 수 있다. 사람이 진짜 배고플 때는 자연 식품이 가장 맛이 좋다. 식욕이 충분히 만족되면 먹는 기쁨이 사라지고 충분히 먹었다고 느낀다. 그러나 가공식품을 먹고 있을 때는 먹는 것을 중단시키는 몸의 자연적인 신호 체계가 방해 받는다. 이미 충분히 먹었음에도 식욕을 자극하고 더 먹도록 유혹한다. 안 좋은 음식을 먹을 때는 식품 첨가물이 식욕에 더 큰 역할을 하게 된다. 건강에 좋지 않은 식품에 익숙해지면 우리는 자꾸 식욕을 느낀다. 건강에 좋지 않은 식품은 중독성을 갖고 있다. 건강에 좋은 식품은 중독성도 없고, 과식을 유도하지도 않는다.

아이들이 너무 적게 먹을 리는 거의 없다. 그런데 우리는 아이들이 충분히 먹었는지, 너무 마른 건 아닌지 염려한다. 99퍼센트의 부모가 아이에게 과식을 강요한다.

아이가 너무 말라서
걱정이라고요?

마른 사람이 더 건강하고 오래 산다. 이 분명한 사실에도 불구하고 대부분 과식을 하고 과체중이다. 의사들도 대부분 과체중이며 그 자녀들도 과체중이다. 의사들은 영양에 대한 무지를 드러내는 충고를 자주 한다. 아이가 또래에 비해 상대적으로 날씬하다고 해서 아이의 체중이 알맞다고 생각하면 오산이다.

의사들은 질병의 가능성을 추적하고 조사하도록 훈련을 받았다. 갑작스런 체중 감소는 질병이 있다는 신호일 수 있기 때문에 면밀히 주시해야 한다. 그러나 이러한 경우는 매우 드물다. 대개 '너무 마른' 아이는 마르고 깐깐한 유전자 프레임에 맞게 완벽한 체중을 가지고 있다는 것을 알아야 한다.

나는 자녀가 너무 말랐다고 염려하는 부모를 많이 본다. 이 경우 나는 식사를 분석하고, 몸에 좋은 균형 잡힌 식사를 하고 있는지 확인한다. 그리고 조심스럽게 아이의 몸무게와 허리둘레 등을 측정한다. 그런 다음 부모에게 자녀가 너무 마르지 않았으며, 정상적으로 자라고 있다고 말한다. 그리고 신체 형태는 아이의 정상적인 유전 구조이므로, 나이 들면서 근육이 발달하면 보기 좋을 것이라고 확신을 준다.

나는 '너무 마른' 건강한 아이들이 근육이 잘 발달된 멋진 성인으로 자라는 과정을 보고 있다. 마른 아이들의 경우 근육 형성 호르몬이 영향을 끼치기 시작하는 데 약간 시간이 걸릴 뿐이다. 때때로 그런 아이들은 웨이트 트레이닝을 조금 할 필요가 있다.

날씬한 아이들은 단 것과 정크 푸드를 먹지 않는다는 것도 중요하다. 과체중인 아이를 둔 부모도 이 말을 명심해야 한다. 모든 아이들은 몸에 좋은 다양한 자연식품을 먹으면 이상적인 몸무게에 도달하게 된다. 체중을 늘리기 위해 영양소는 빈약하고 병을 유발하는 음식을 먹이는 것은 현명하지 않다.

나는 운동선수를 위한 영양 조언을 하고 있다. 선수들은 음식에서 근육을 키우고 운동에 적합한 힘과 에너지를 얻어야 한다. 나는 보통 아이들에게 먹이는 음식과 같은 원칙을 적용한다. 선수들도 칼로리뿐만 아니라 최상의 미량영양소를 충분히 섭취하기 위해 건강에 좋은 자연식 식품을 먹어야 한다.

우리 집 큰딸 탈리아는 16살로 테니스 선수다. 그 아이는 일주일에 서너 번, 하루 몇 시간씩 테니스 코트에서 열심히 훈련을 하고 체육관에서 체력 훈련을 한다. 아이는 하루에 3천 칼로리 이상을 섭취하고 있고, 근육을 키우고 싶어하며 한창 자라는 나이다. 딸아이의 메뉴 샘플은 운동선수나 건강하게 체중을 늘리고 싶은 사람들에게 좋은 본보기가 될 것이다.

격렬한 훈련을 하고 있는 운동선수조차 채소, 콩, 아보카도, 견과, 과일의 양과 종류를 늘려 필요한 단백질과 칼로리를 모두 얻을 수 있다. '속빈 칼로리'가 없기 때문에 피토케미컬과 항산화제 수치가 높아 면역 기능이 향상된다. 이런 식단이라면 전도양양한 운동선수를 좌절시킬 수 있는 병을 피할 수 있다.

체지방이 아니라 근육을 키우고 싶은 사람들도 이렇게 먹어야 한다. 운동으로 식욕을 증가시키고 나서 배고픈 정도에 따라 몸에 좋은 음식을 먹는다. 특별한 가루나 쉐이크로 된 여분의 단백질을 섭취할 필요가 없다. 영양이 풍부한 식품은 필요한 영양을 자동으로 제공해 준다.

테니스 선수의 하루 식단

● **아침**
잘게 썬 사과 3컵, 건포도 1/4 컵, 계피를 넣은 오트밀 3컵,
아마씨 1 스푼
무가당 두유 1컵
감 1개
해바라기씨 3그램

● **점심**
양상추와 토마토를 넣은 샌드위치 두 조각
채소 완두콩/콩 수프* 3컵
콩–아보카도 크림 파이* 1접시

● **간식**
1/4컵의 두유와 1스푼의 아마씨를 혼합한 냉동 바나나
피스타치오 너트 30그램

● **저녁**
아마씨 기름, 올리브오일, 발사믹 식초(이탈리아 스타일의 검고 들큼한 식초)와 살구(다른 과일도 괜찮다) 잼으로 만든 드레싱을 입힌 잘게 썬 양상추 6컵, 토마토 2개, 오이 반 개, 붉은 양파 한 조각, 생 브로콜리 반 컵, 깍지 완두 등으로 된 샐러드 반 컵.
캘리포니아 크림 케일* 4 컵
자주 감자 샐러드* 2 컵

*표시는 5장에 요리법이 있다.

▶ 앞에 나온 메뉴 분석

영양소	실함량	RDA대비	영양소	실함량	RDA대비
칼로리(Kcal)	3452	147%	비타민 B6(mg)	7.2	361%
단백질(g)	123	143%	엽산(mcg)	1519	760%
탄수화물(g)	548	173%	비타민 C(mg)	610	1017%
지방(g)	113	147%	비타민 E(IU)	47	314%
포화지방(g)	17	68%	칼슘(mg)	1283	107%
콜레스테롤	79	34%	철(mg)	40	329%
식이섬유(g)	114	493%	마그네슘(mg)	1162	290%
베타카로틴(IU)	88,227	1765%	인(mg)	3112	259%
티아민(mg)	4.8	317%	셀레늄(mcg)	140	281%
리보플라빈(mg)	2.9	159%	나트륨(mg)	681	29.5%
니아신(mg)	28	138%	아연(mg)	20.8	136%

단백질/탄수화물/지방 비율: 13-59-27

참고 채식에 가까운 이 메뉴로는 비타민 D와 B12 필요량을 맞출 수 없다. 소금, 콜레스테롤, 포화지방이 표준 권장량보다 훨씬 낮은 것은 바람직하다. 탈리아는 모자라는 비타민 D와 비타민 B12를 보충하기 위해 '젠틀 케어'라는 복합비타민을 하루 2알, 식물에서 뽑은 DHA 한 캡슐을 복용한다.

아이의 식성을 바꾸는
5가지 전략

일단 자녀에게 전형적인 미국식 음식을 먹이면 아이는 신선한 농산물은 마다하고 속빈 칼로리 음식만 먹으려고 들 것이다. 아이는 건강을 위하여 프렌치프라이와 피자 대신 브로콜리와 완두콩을 먹겠다는 판단을 하지 못한다. 자연식품은 피자, 파스타, 치즈, 햄버거, 청량음료를 이기지 못한다.

더구나 가공식품에 있는 설탕, 소금, 인공감미료 맛은 미세한 맛을 느끼는 미뢰의 민감도를 줄인다. 그래서 가공식품에 맛을 들이면 자연식품이 밋밋하게 느껴진다. 예를 들면, 소금 함량이 높은 음식을 먹을수록 미뢰는 소금의 맛을 느끼는 능력을 그만큼 더 잃어버린다. 미각이 소금 맛을 민감하게 느끼지 못하면 짠 음식에서 짠맛을 느낄 수 없다. 미뢰가 무뎌지면 은은한 자연식품의 맛을 즐기는 능력을 잃어버린다. 공장에서 만들어진 맛에 한 달 정도 과다하게 자극을 받고 나면 입맛이 확 달라진다. 채소는 맛이 없고, 과일은 그렇게 달지 않으며, 견과는 나무 같은 맛이 난다.

아이들은 진짜 음식을 거의 먹지 않는다. 내가 말하는 진짜 음식이란 자연 상태로 먹는 것을 의미한다. 아이스캔디가 진짜 음식인가? 쿨에이드(미국에서 잘 나가는 가루 분말 음료수)나 마카로니가 진짜 음식인가? 원시인이나 유인원이 이러한 음식을 먹는가? 자연이 진짜 음식에 만들어놓은 미량원소, 피토케미컬, 미네랄, 섬유소를 가짜 음식이 갖고 있는가? 주변에 가짜 음식이 그렇게 많이 널려 있는데 우리 아이들이 채소, 과일, 콩, 견과류와 같은 음식을 먹기를 기대하는가?

자녀들이 건강하게 먹기를 바란다면 방법이 딱 한 가지 있다. 집에서 가공식품과 저영양소 식품을 아예 없애라. 흰 밀가루로 만든 제품, 치즈, 감미료, 즉석 시리얼, 과일 주스, 칩, 정크 푸드 등은 집에 두면

가족들의 식습관을 바꾸는 비결

- 집에 다양한 농산물, 특히 신선한 과일과 채소, 견과류, 씨앗을 쌓아둔다. 콩 버거, 채소/콩 수프, 과일 중심으로 식사를 준비한다.

- 동물성 식품을 식물성 식품으로 교체한다. 가금류는 한 주에 한두 번으로 제한하고 고기는 더 줄인다. 가금류 껍질은 제거하고 흰 살코기만 먹는다.

- 설탕, 소금, 흰 밀가루를 치우고, 이런 것이 들어간 제품도 모두 치운다. 정제하지 않은 곡물로 만든 통밀빵과 통밀 파스타만 먹는다. 파스타 소스로는 기름이나 치즈로 된 것이 아닌 토마토소스를 사용한다. 흰 밀가루 파스타 대신 콩이나 완두콩 파스타를 먹는다.

- 치즈와 버터를 집에 두지 마라. 유제품을 먹는다면 지방이 없는 종류를 선택하고, 적은 양만 먹어라. 유제품 대신 칼슘과 비타민 D와 B12가 강화된 두유나 견과유를 먹어라.

- 바다가재, 새우, 메기, 장어, 황새치, 등 푸른 생선, 고등어, 상어, 참치와 의심스러운 물에서 잡은 물고기를 피한다. 다른 물고기는 일주일에 한 번으로 제한한다.

- 튀긴 음식과 구운 음식을 먹지 않는다. 고온 요리법에서 생기는 발암 물질을 피해야 한다.

- 달콤한 음료, 소다수, 가공 과일주스를 집에서 치운다.

- 건강에 좋은 스낵을 먹는다. 방울토마토, 견과, 당근, 과일, 콩, 옥수수 같은 것들이 좋다.(3살 이하의 아기들은 견과류와 당근이 목에 걸릴 수 있으니 주의하라.)

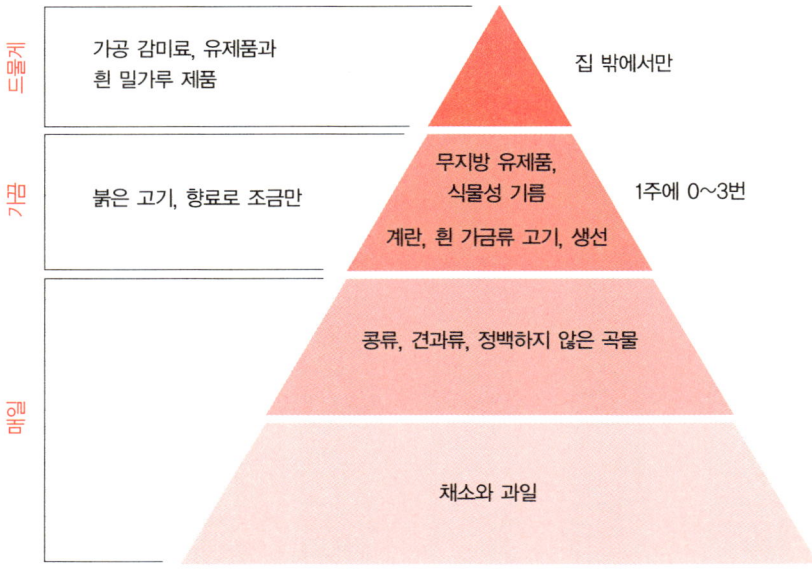

▶ 펄먼 박사의 새로운 식품 피라미드

안 된다.

아이가 많이 먹지 않는다고 해서 염려하지 마라. 마음을 편히 가져라. 진짜 배고프면 아이는 차려 놓은 자연식 식품을 먹기 시작할 것이다. 마침내 아이는 전에 정크 푸드에서 얻던 칼로리를 자연 식품에서 얻을 것이다. 영양소가 상대적으로 빈약한 자연식품조차 가공식품보다 영양소가 더 많다. 그러므로 까다로운 입맛을 가진 아이들에게도 효과가 있다. 그러면 얼마 지나지 않아 아이들은 피토케미컬이 풍부하고 건강에 좋은 음식을 맛있게 먹을 것이다.

가족이 모두 병 없이 건강하기를 바란다면 외식을 하지 말아야 한다. 부모는 점심 도시락을 싸주고, 가능하면 가족이 함께 식사를 하도록 노력해야 한다. 함께 먹는 저녁 식사가 건강에 좋은 식습관을 만들고 '가짜' 음식 문화에서 좋은 음식 문화로 바꾸는 시간이 되어야 한다. 진짜 식품이 가득한 가정에서는 음식이 더 이상 문제가 될 필요가 없다. 많든 적든 자녀들이 원하는 만큼 먹게 내버려 두면 된다. 건강에 좋은 환경이 되면 아이는 식욕을 스스로 조절하고 건강에 좋은 식사를 한다.

못 먹게 단속하지 말고 좋은 환경을 만든다

어떤 음식을 얼마나 많이 먹어야 하는지를 두고 자녀들과 싸우지 말라. 그 싸움은 효과가 없다. 건강에 좋은 음식을 먹어야 하는 이유를 자녀에게 가르치는 것은 중요하다. 그러나 무언가를 억지로 입에 넣어주면서 가르쳐서는 안 된다.

부모가 건강한 식습관의 본보기를 보이고, 식구들과 식생활에 대해 토론하면, 강요하는 것으로 보이지 않을 것이다. 부모는 실천하지 않으면서 아이들에게만 건강한 음식을 먹으라고 강요하면 아이들은 왜 그렇게 해야 하는지 이해하지 못한다. 그런 아이에게 먹는 것은 전쟁이 될 것이다. 집에 있는 안 좋은 음식은 '금단의 열매'가 되고, 아이들은 유혹에 시달릴 것이다.

부모는 아이들이 먹는 음식을 단속하려고 하지 말아야 한다. 오히려 부모가 먹는 음식을 단속해야 한다. 아이들은 일반적으로 자기 부모가 먹는 음식을 먹는다. 우리는 집에 있는 음식을 통해서 자녀가 먹는 음식을 단속한다. 환경이 올바르면 아이들은 올바른 선택을 할 것이다. 부모는 올바른 환경을 만들어야 한다.

아이가 코카인을 흡입하거나 대마초를 피우는 가정에서 자라기를 원하지는 않을 것이다. 술을 많이 마시고 마약을 하는 파티에 자녀를 데리고 가지 않을 것이다. 그런데 친구들과 모여서 술과 청량음료와 정크 푸드를 즐기면서 속이 거북할 때까지 위에 채워 넣는 것은 사회적으로 받아들여지고 있다. 만일 부모가 일상적으로 이런 행동을 하면 자녀들도 그대로 배울 것이다. 건강을 중시하고 당신이 선택한 라이프 스타일을 지지하는 친구들과 친하게 지내라.

자녀의 환경을 관리하고, 정크 푸드를 제한하고, 영양에 대해서 가르쳐라. 자녀들이 자라면 집 밖에 있는 실제 세계에서 스스로 선택하도록 허용하라. 자녀들이 얼마나 현명한지 알고 놀랄 것이다. 아이들은 커가면서 안 좋은 환경에 더 많이 처하게 될 테고, 스스로 안 좋은 음식을 제한할 것이다. 아이들은 매우 민감하지만 완벽하지는 않다. 아이들은 교육을 제대로 받으면 몸을 스스로 돌볼 줄 안다. 생명, 윤리, 예술, 교육, 영양에 대한 교육은 가정에서 즐겁게 이루어질 수 있다.

아이에게 먹지 말라고 가르친 음식을 집에 사들고 가지 마라. 부모가 아이스크림을 사서 먹으면서 자녀에게 먹지 말라고 가르치기는 힘들다. 온 가족이 함께 하는 파티 같은 특별한 경우에 집 밖에서만 아이스크림을 먹는 것으로 하면 좋다. 가족이 함께 특별한 날에만 먹으면 죄의식이나 '속임수'가 있을 리 없다. 인공 감미료와 고지방이 든 아이스크림 대신에 신선한 과일로 만든 아이스크림과 냉동 과일을 집에서 만들어 먹을 수도 있다.

아이의 식습관을 바꾸는 5가지 열쇠

❶ 집 안에 건강에 좋은 음식만 놓아둔다. 온 식구가 같은 식습관을 갖도록 해야 한다.

❷ 자연식품, 채소, 콩, 견과류, 씨앗류, 신선한 과일 등 몸에 좋은 음식을 다양하게 준비해 놓고 아이들에게 마음껏 먹게 한다.

❸ 아이가 섭취하는 칼로리를 관리하려고 노력하지 않는다. 아이들은 스스로 조절할 수 있다.

❹ 부모가 건강하게 먹고, 규칙적으로 운동하면서 자신의 몸을 존중하는 모습을 보여주지 않으면서 자녀들이 부모보다 더 잘할 것이라고 기대하지 마라.

❺ 자녀들에게 건강하게 먹는 것이 왜 중요한지 가르친다. 아이가 어렸을 때 시작하라. 자라면서 더 많은 독성 식품에 노출될 것이고 집 밖에서 더 많은 시간을 보낼 것이기 때문에 계속해서 강조하라.

너무 늦은 때는 없다. 부모가 먼저 배우고, 자녀와 열정적으로 나누어라. 함께 식생활을 개선하기 위해 계속해서 노력하라. 자녀가 십대 청소년이라면 부모가 읽은 책을 아이에게 읽게 하라. 청소년은 피부와 몸매에도 관심이 많다. 충분한 이유를 설명하면 아이들은 변화에 동참한다. 나는 고등학교에서 강연을 많이 하고 있다. 십대들은 변화에 관심이 많고 열정적이며 자발적이다. 과학적 진실을 알려 주면 많은 청소년들이 기꺼이 식습관을 변화시키려고 한다.

여학생의 건강에 관한 연구에서 식생활을 바꾸면 사춘기 소녀들의 호르몬 수치가 50퍼센트까지 떨어졌다. 연구에 참여한 심리학자인 스티븐스 박사는 다음과 같은 결론을 내렸다.

"아이들이 건강하게 먹도록 하기 위해서는 집에 있는 음식을 통제해야 하고 부모가 모범을 보여 주어야 한다. 십대 부모도 마찬가지다. 집 안에 있는 식품을 통제하는 것이 아이들의 건강한 식습관을 유지하는 방법이다. 집에 정크 푸드가 있다면 자녀들은 정크 푸드를 먹을 것이고, 과일이 있다면 과일을 먹을 것이다. 부모가 건강한 음식을 먹는 모습을 보여주면 아이들도 그 방식을 따를 가능성이 아주 크다."

아이에게 식사량을 강요하지 마라

아이들은 대부분 몸에 필요한 양을 정확하게 조절해서 먹는다. 영양소를 많이 함유한 진짜 음식을 먹으면 몸은 음식의 양과 다양성을 스스로 조절하는 능력을 갖는다. 아이에게 강요하지 않고 내버려 두면 아이들은 배고플 때 먹는다. 성장이 빠르고 활동이 많은 시기에는 더 많은 음식을 먹는다. 다시 말해 아이들은 자기 필요에 맞게 칼로리 섭취를 조절한다. 자녀에게 얼마나 많이 먹여야 할지 알려고 애쓰는 어른들보다 아이들이 더 잘한다.

배고픔은 참을 수 없기 때문에 아이가 너무 적게 먹는 일은 없다. 너무 많이 먹을 수도 없다. 자연식 식사를 하면 과식과 소식을 하지 않는다.

본래 배고프면 먹어야 하는데 우리 사회에서는 시계가 먹는 시간을 정해 준다. 끼니를 준비한 바로 그 시간에 우리는 아이들이 배고프기를 기대한다. 우리는 이렇게 잔소리한다. "저녁 식사 전에는 먹지 마라. 그러면 입맛 없어." 지금 배고프더라도 저녁식사가 준비될 때까지 고생하기를 바란다고 말하는 것과 같다. 건강에 좋은 음식을 먹는 한 저녁 식사 한 시간 전에 스낵 하나 먹는 것을 금지할 필요가 없다. 그러나 나는 가족이 함께 하는 식사 시간도 중요하다고 생각한다. 때문에 이럴 경우 방법을 생각해 봤다. 아이가 배고파하면서 저녁 식사 전에 음식을 달라고 하면 생과일과 생채소 같은 저칼로리 스낵을 준다. 그러면 식욕이 없어서 저녁 식사를 함께 하지 못하는 일은 생기지 않는다.

아이들이 저녁에 배고프다고 하지 않는데 먹으라고 강요하면 안 된다. "밥그릇을 깨끗이 비워라. 안 그러면 밖에 나가서 놀 수 없어"라는 말은 "배고프지 않더라고 음식을 끝까지 다 먹어라"라는 의미이다.

우리는 자녀들에게 배고프지 않을 때 먹으라고 가르치고 강요한다. 많은 부모들은 자녀가 평균보다 더 포동포동하고 커야 건강하게 보인다고 생각한다. 그래서 자녀가 몸의 욕구를 무시하고 배고프지 않을 때도 먹기를 강요한다. 아이들은 혀를 만족시키기 위해 먹게 된다. 그것은 심심풀이용 음식이고, 기분전환용 마약 복용이다. 아이들은 자극을 위해서 먹고, 나중에 그에 대한 대가를 치른다. 아이나 어른이나 일생 동안 과식을 하게 되고, 진정한 배고픔이 어떤 느낌인지 알지 못한다.

진짜 배고픔과 '중독성' 배고픔

진정한 배고픔을 느끼는 능력을 잃어버리면 비만을 향해 나아가기 시작한다. 자녀에게 칼로리가 풍부한 식품을 너무 자주 먹이면 아이들은 배고파서 먹는다는 본래의 개념을 잃어버린다. 필요한 양보다 더 많은 칼로리를 계속 섭취해서 음식이 위에 들어 있지 않으면 불편함을 느끼기 시작한다. 소화 기관이 비어 있으면 불편하기 때문에 소화 기관이 계속 움직이도록 해야만 한다. 바로 그때부터 과체중이 시작되고, 음식 중독 상태가 된다.

식사하고 나서 몇 시간 뒤에 왠지 모르게 힘이 없고 머리가 아프거나 피곤하며 나른하게 느껴지고, 위가 아프거나 불편함이 느껴진다. 그것은 진정한 배고픔이 아니다! 이러한 증상은 안 좋은 식사를 계속하고 있는 사람에게만 나타난다. 소화가 끝났을 때 시작되는 위경련 증상과 두통과 피로를 나는 '중독성 배고픔'이라고 부른다. 이런 증상은 건강에 좋지 않은 식사로 인해 생기는 금단 현상이다. 그런데 사람들은 이러한 불편함을 두고 더 자주 먹고, 더 많이 먹어야 한다고 오해한다. 커피를 자주 마시면 카페인 금단 현상으로 인한 두통이 중지된다. 마찬가지로 이럴 때 계속 식사를 하면 불편한 증상이 멈춘다. 몸은 음식을 소화시키는 일과 안 좋은 식사로 인한 해독을 동시에 할 수 없다. 음식을 먹으면 해독 과정은 중단된다. 병을 유발하는 음식을 먹으면 우리 몸은 유독한 음식이 일으킬 수 있는 손상을 제거하거나 처리하기 위해서 반응한다. 이 개념을 금단이라고 한다. 몸은 해로운 저영양소 음식을 해독하려고 하고, 우리는 중독성 배고픔 증상을 느낀다. 건강하지 않게 먹을 때 우리 몸의 세포 안에는 노폐물이 쌓인다. 소화가 어느 정도 끝나면 몸은 불편한 증상을 만드는 메커니즘을 수리하려고 한다. 우리가 먹는 안 좋은 음식은 이러한 증상을 촉진하고, 그 증상은 과식을 부른다.

중독성 배고픔의 증상

- 두통
- 피로
- 메스꺼움
- 허약
- 집중력 장애

- 위 혹은 식도 경련

진정한 배고픔은 목과 목구멍에서 느껴진다. 갈증도 거기서 느낀다. 배고픔은 미묘한 감각이다. 배고픔을 느낄 때면 무슨 음식이든 맛이 좋고 만족스럽다. 진정한 배고픔은 머리나 배에서 느껴지는 것이 아니다. 정말 배고파서 먹을 때, 맛을 느끼는 능력은 최대화되고 음식 맛은 더 좋다. 진정한 배고픔은 소화액이 분비될 준비가 됐으며 효소 분비샘이 채워져서 다시 활동할 준비가 되었다는 신호를 보낸다. 그때 먹으면 소화불량이 생기지 않는다. 배고플 때만 먹으면 과체중이 되지 않으며 병 없이 오래 살 수 있다.

우리의 몸은 이상적인 몸무게를 유지하기 위해서 얼마나 많이 먹어야 하는가를 정확하게 알려 준다. 건강에 좋은 음식을 먹으면, 호르몬이나 신경정보 전달물질이 간에 있는 글리코겐 저장량이 감소하고 있다고 알릴 때까지 배고픔을 느끼지 않는다.

진정한 배고픔을 느낄 때 충분히 먹는다고 해서 과체중이 될 수 없다. 몸에 체지방이 쌓이려면 배고픔이 요구하는 것보다 더 많이 먹어야 한다. 중독성 배고픔이 작동하면 위가 빈 것을 참을 수가 없고, 점점 더 많이 먹게 된다. 그 결과 과체중이 된다. 건강에 안 좋은 음식을 먹을수록 중독성 배고픔이 더 과식하게 하고 더 살찌게 한다. 일종의 악순환이다. 어려서는 과식하도록 훈련을 받고, 성인이 되어서는 과식에 중독되어 점점 더 뚱뚱해진다.

특별한 다이어트 식사를 하거나 음식을 덜 먹는 것이 체중을 줄이는 방법은 아니다. 최고의 다이어트는 그런 방법이 아니다. 건강에 좋고 영양소가 풍부한 음식을 많이 먹으면 중독성 배고픔이 사라지고 진정한 배고픔이 보내는 신호를 다시 만나게 된다. 그러면 식탐과 군것질을 중단할 수 있다. 배고프지 않을 때는 안 먹는 것이 체중 조절을 위한 출발점이다. 건강에 좋은 음식을 충분히 먹을 때, 몸은 자연스럽게 이상적인 체중을 유지하기 위해서 배고픔의 반응을 조절한다.

'하루 세 끼'를 강요하지 마라

'하루 세 끼' 전통을 버리는 게 좋다. 아이가 하루에 두 번 먹든 여섯 번 먹든 상관없다. 아이에게 스스로 먹는 시간과 양을 정할 수 있는 권리를 주어라. 자녀의 생리적인 욕구를 조절하려고 하지 마라.

부모는 가족을 위해 건강한 음식을 준비할 책임이 있다. 아이들은 얼마나 많이 먹을까를 스스로 결정할 책임이 있다. 건강에 좋은 음식이 준비된 환경이라면 아이가 식사 시간과 종류를 결정해도 아무 문제가 없다. 아이들은 자기가 먹는 음식과 때를 선택할 수 있다.

음식을 보상이나 벌로 활용하지 마라. 아이가 무엇을 잘했거나 잘 먹는다고 특식을 제공하지 마라. 균형 잡힌 식사의 일부로써 건강한 특식을 제공하라.

가족이 가끔 '외식'을 한다면, 무언가 잘했기 때문에 있는 일이라고 가르치지 마라. 만일 아이들이 쿠키와 아이스크림으로 보상 받고 위안 받는다면 이런 음식에 대해 감정적인 애착을 갖게 된다. 특별한 음식은 보상이 아니라 기념일이나 특별한 경우에 밖에서 먹는 것이어야 한다.

건강에 좋은 특식 5가지
- ❶ **대추 땅콩 팝엠(pop-ems)** 대추, 땅콩, 계피, 콩가루를 섞은 것
- ❷ **말린 과일 적신 것** 말린 살구, 말린 사과, 말린 망고를 두유에 하룻밤 적신 것
- ❸ **냉동 바나나 간 것** 냉동 바나나를 잘게 썰어 약간의 두유나 탈지 우유를 넣고 믹서에서 갈아 만든 것
- ❹ **구운 사과** 사과 속을 파고 사과 소스, 계피, 건포도를 섞어 채운 후에 170도에서 20분간 굽는다.
- ❺ **과일 스무디** 신선한 과일, 바나나, 말린 과일, 두유, 우유 또는 과일 주스를 혼합하여 갈은 것. 아이들은 바나나와 냉동 딸기를 간 주스와 설탕을 넣지 않은 파인애플을 가장 좋아한다.

부모의 강요에 못 이겨 눈물을 머금고 완두콩을 억지로 먹은 기억이 있는 사람은 완두콩 맛을 즐기고 좋아하기 힘들다. 어른들이 세심하게 맛과 건강에 좋은 점을 평가하는 모습을 보면서 아이들은 자연스럽게

음식에 대해 배우고 즐기게 된다. 그런 분위기에서는 손쉽게 아이들이 여러 가지 채소를 좋아하도록 만들 수 있다.

여기서 가장 중요한 법칙이 있다. '아이에게만 적용되는 법칙은 없다'는 것이다. 부모가 규칙을 지키지 않으면서 아이들에게 강요해서는 안 된다. 아이들에게 무엇을 먹어야 하고 먹지 말아야 한다고 주장하지 마라. 가족이 토론해야 한다. 부모가 완벽해야 하는 건 아니지만 언행이 일치해야 한다. 양쪽 부모가 음식에 대해 같은 기준을 갖고 있으면 더 효과적이다.

부모는 가정에서 지켜야 하는 기준을 정해야 한다. 부모가 먼저 공부하고 나서 어떤 음식은 허용되고 어떤 음식은 안 되는지에 대해서 합의해야 한다. 가능하다면 언제나 자녀가 먹는 음식을 심사숙고하라. 가족 모두의 기호를 수용하기 위해서 식사 메뉴, 점심 도시락, 시장에서 무엇을 살 것인가에 대해 미리 결정해야 한다. 가족 단위로 같은 목표를 위해서 함께 협력할 때 가족 모두가 더 건강하게 먹도록 격려하고 도울 수 있다. 아이들도 부모를 도울 수 있다.

바바라 폭스는 2년 동안 계속 나를 찾아오는 환자다. 혈당이 높아 전에 다니던 병원 의사는 인슐린을 권했다. 그녀는 내가 제안하는 영양 가이드를 받아들이기로 했다. 마침내 그녀는 혈당 조절에 어느 정도 성공했다. 나는 운동과 좀 더 많은 음식 변화를 독려했다. 내 충고를 받아들여 완벽하게 당뇨병을 치료한 수백 명의 사람들에 관해 이야기해 주었다. 그녀는 호기심을 보였지만 몸무게를 줄이기에 충분할 정도로 식사 습관을 바꾸지는 않았다. 바바라는 여전히 당뇨병을 가지고 있었다. 바바라에게 몸무게를 줄이고 당뇨병을 완치하도록 식사를 바꾸라고 설득한 사람은 16살 된 딸 케롤라인이었다. 바바라는 만성 편두통을 앓고 있는 딸 케롤라인을 나에게 데리고 왔다. 케롤라인은 두통 전문의를 찾아다녔으며 점점 더 많은 약을 처방받았다. 하지만 약은 점점 더 효과가 없어졌다. 케롤라인은 나를 만나 보기로 했다. 나는 케롤라인에게 천천히 두통약을 끊고 고영양 자연식 식사를 시작하게 했다. 두통이 천천히 좋아지더니 마침내 완치되었다. 케롤라인에게 처방한 식사법을 엄마도 같이 따르기 시작했다. 모녀는 서로를 응원하며 잘 따랐다. 15개월 후 바바라는 30Kg을 뺐다. 그녀는 더 이상 당뇨병 약이 필요하지 않다.

부모가 살을 빼고 당뇨병, 고혈압, 알레르기 같은 질병에서 벗어나도록 돕는 아이들이 많다. 아이가 바뀌면 부모는 크게 자극을 받는다. 아이들은 똑똑하다. 올바른 정보를 알려 주면 아이들은 받아들인다. 그런 아이를 보면서 부모도 자신을 돌아보게 된다.

아이와 아빠를
요리에 동참시켜라

가능하다면 가족 전체가 음식 준비를 도와야 한다. 그 시간은 음식에 대해서 토론하고 건강한 식습관에 대해 가르치는 좋은 시간이 된다. 아이들에게 일할 거리를 주어 음식 준비에 동참하게 하라. 바나나를 으깨거나 야채 다듬는 일을 시켜라. 아이들은 자기가 도와 준 음식에 더 흥미를 느낀다. 아이가 만든 음식을 자랑스럽게 다른 가족들과 함께 나누어 먹어라.

　부모와 자녀가 식습관이 같지 않다는 사실을 기억하라. 이제 건강을 위해 이제까지와 전혀 다른 새로운 식생활을 선택했다. 새로운 과학 정보를 접했기에 새로운 라이프스타일을 선택한 것이다. 그리고 가족을 사랑하기에 노력하고 있는 것이다. 지금 자녀가 몇 살이든 상관없이 아이들은 부모를 존경하고 지대한 관심에 감사할 것이다. 아이들은 이 지식을 나중에 자기 자녀에게도 전하고 실천하게 할 것이다.

　특별하게 훈련이 필요한 것은 아니다. 유익하고 맛 좋은 음식을 먹는 것이 어렵지도 않다. 오히려 즐겁다. 새로운 정보를 배우고, 늘 만들던 요리법을 변형하는 데 약간의 노력이 필요하다.

　여러 종류의 신선한 과일, 채소, 견과류를 먹기 시작하는 것은 자녀들의 건강에 중요한 요소이다. 가족을 위해서 과즙 음료를 만들었는데 아이가 외면한다고 해서 포기하지 마라. 그 주에 한 번 더 과즙 음료를 만들어 줘라. 아이가 보는 앞에서 다른 가족들이 먹고 얼마나 맛있는지 야단스럽게 떠들어라. 아이에게 다시 줘라. 아이가 맛보기를 거부하거나 맛보고 나서 뱉는다 하더라도 포기하지 마라. 이 시나리오를 몇 번이고 계속해서 실행하라.

아이가 새로운 음식을 좋아하는 데는 8번에서 15번 정도 맛보기가 필요하다는 사실을 기억하라. 가족들이 먹고 있는 좋은 음식을 아이가 계속해서 맛보게 하라. 조금만 인내심을 발휘하면 별 어려움 없이 아이에게 채소를 많이 먹일 수 있다.

내 딸 카라는 생일 케이크가 맛없다고 한다. 나는 아이가 생일 파티에 가려고 집을 나서기 전에 식사를 집에서 하게 한다. 그러면 안 좋은 음식이 나올 때 배고프지 않아 먹고 싶은 생각이 들지 않는다. 축구 경기장에서 친구 부모가 청량음료와 도넛을 나누어 줄 때 카라는 고맙지만 먹지 않겠다고 말한다.

만일 아이가 가끔 정크 푸드를 먹으려고 하면 그냥 내버려 두어라. 아이가 그 음식에 대해 나쁘게 느끼지 않게 하라. 아이가 먹는 음식 중에 90퍼센트 이상은 집에서 먹는 건강한 음식이지 않은가. 집에서 먹는 음식은 통제하라. 반드시 90퍼센트 이상을 집에서 먹도록 하라. 부모가 통제할 수 있는 것은 통제하고, 할 수 없는 것은 통제하려고 하지 마라.

목표는 아이가 원해서 건강하게 먹는 것이고, 부모가 주변에 있든 없든 상관없이 그렇게 하는 것이다. 아이가 더 자라면 아이의 결정을 존중해 주고, 스스로 결정할 여지를 줄 필요가 있다. 아이를 교육하고, 부모가 좋은 본보기가 되면 아이는 부모를 따라한다.

　질병을 유발하는 음식에 대해서 배운다고 해서 자녀의 자존감이 손상되거나, 이유 없는 두려움, 공포, 섭식 장애가 생기지는 않는다. 지금은, 마약과 흡연의 위험에 대해 아이들에게 가르치는 것이 사회적으로 용납된다. 그러나 식사와 질병의 잠재적인 위험성에 대해서 가르치는 것은 아직 정치적으로 용납되지 않고 있다. 인류 역사상 지금처럼 음식으로 인한 질병이 만연한 적이 없는데도 말이다. 이제 다음 세대의 파멸을 촉진하는 식생활에 종지부를 찍어야 할 때다.

아무 거나 잘 먹는 아이가 건강하다?

채식이든 아니든 모든 종류의 식생활은 장점과 더불어 잠재적인 위험성도 가지고 있다. 나는 여러 가지 식생활이 가지고 있는 긍정적인 측면과 위험성에 대해서 자주 질문을 받는다. 먹는 스타일에 따라 다음과 같이 정의할 수 있다.

- **완전 채식주의**　유제품, 계란 등 동물성 식품을 일체 배제하고 완전히 식물성 식품으로만 식사를 하는 사람

- **채식주의** 고기는 피하지만 일부 유제품이나 계란 등을 먹기도 하는 사람
- **부분적 채식주의** 고기, 가금류, 생선은 먹지 않지만 계란과 유제품은 먹는 사람
- **잡식주의** 동물성 식품과 식물성 식품을 다 먹는 사람

질병 없는 건강한 식사를 원한다면 먼저 완전 채식주의나 채식주의 식사를 고려해야 한다. 모두가 확실하게 아는 것이 두 가지 있다. 먼저 채소, 콩, 과일, 견과류, 씨앗이 풍부한 식사는 심장병과 대부분의 암을 줄이는 효과를 가지고 있다는 것. 또 하나는 동물성 식품 소비가 증가함에 따라 심장병과 암 발병 위험성이 증가한다는 것이다. 채식주의자들은 잡식성 식사를 하는 사람에 비해 심장 마비가 거의 없고 암 발병도 훨씬 적다.

채식주의 식사가 더 유익한 이유는 질병을 예방하는 섬유소와 항산화 영양소를 포함하고 있는 고영양소 농산물을 훨씬 더 많이 섭취하기 때문이다. 채식 식단에는 심장병과 암의 위험 요소로 알려진 포화지방이 적다.

과일과 채소는 장수와 가장 많은 관련성을 가진 두 가지 식품이다. 국립 암연구소는 최근에 이러한 사실을 보여 주는 337개의 연구에 대해 보고했다.

❶ 충분히 많은 양의 채소와 과일을 섭취하면 모든 종류의 암을 예방한다. 수

천 건의 연구가 증명한다. 미국에서 가장 많이 유행하는 암은 주로 식물성 식품 부족으로 인한 질병이다.
❷ 생채소는 모든 식품 중에서 가장 강력한 항암 특성을 가지고 있다.
❸ 흰콩만이 아니라 대부분의 콩류는 유방암과 전립선암 같은 생식기 암과 싸우는 항암 효과를 가지고 있다.

채식주의 식사를 채택하는 주된 이유는 과일, 녹색 채소, 콩을 많이 섭취할 수 있기 때문이다. 이것은 건강과 체중 감소에 이르는 열쇠이다. 그럼에도 불구하고 이런 의문이 남는다. 질병을 예방하고 건강해지기 위해 채식주의 식사가 절대적으로 필요한가? 그 대답은 'No'이다. 적은 양의 동물성 식품을 먹을 수도 있고 약간의 기름을 사용할 수도 있다. 그렇지만 이러한 식품은 매우 제한적이어야 한다.

정제 곡물, 즉석 씨리얼, 상품화된 건강식품, 채식주의 패스트푸드, 흰 빵과 흰 쌀밥, 흰 밀가루 파스타 등을 주로 먹는 채식주의자가 있다. 그리고 칠면조 고기, 닭고기, 생선, 계란 등을 약간 먹지만 과일과 채소와 콩을 더 많이 먹는 사람이 있다. 이 중에 누가 더 건강한 식사를 하는 걸까? 동물성 식품을 약간 먹으면서 신선한 과일과 채소를 많이 먹는 것이 건강을 보장하는 결정적인 요소이다. 기름, 소금, 가공 채식 식품을 많이 먹고 살이 찌거나 건강이 좋지 않은 완전 채식주의자가 많이 있다. 단순하게 채식주의자가 되는 것으로 건강해지지는 않는다. 건강에 좋지 않은 채식주의 식품과 건강이 좋지 않은 채식주의자가 많이 있다.

대부분의 채식주의자가 비채식주의자보다 더 오래 산다고 하지만, 모든 채식주의자가 건강하다는 의미는 아니다. 육류와 유제품을 피하는 사람들이 현대인의 주요 사망 원인인 심장병, 암, 고혈압, 당뇨병, 비만을 훨씬 더 적게 가지고 있다고 알려 주는 연구가 많이 있다. 그러나 데이터를 자세히 살펴보면, 동물성 식품을 엄격하게 피하지 않아도 정제하지 않은 다양한 식물성 식품을 많이 섭취하면 채식주의자 못지않게 장수한다는 것을 알 수 있다. 다시 말해 완전한 채식주의자가 아니더라도 채식주의의 장점을 가질 수 있다.

내가 여기서 강조하려는 요점을 놓치지 말기 바란다. 채식주의 식사를 하든 혹은 약간의 동물성 식품을 섭취하든, 동물성 식품은 최소화하고 정제하지 않은 식물성 식품에서 대부분의 칼로리를 얻어야 한다. 정제하지 않은 식물성 식품을 많이 먹으면 심각한 질병을 예방하는 든든한 지원군을 얻은 셈이다.

건강한 채식주의 식사를 선택할 수도 있고, 건강한 잡식성 식사를 선택할 수도 있다. 어떤 방법이든 건강과 질병 예방 효과를 보증하기 위해서 영양에 대한 지식이 필요하다.

채식 식사에서
보완해야 할 것

엄격한 채식주의 식사나 완전한 채식주의 식사는 약점을 가지고 있다. 하지만 쉽게 보완할 수 있다. 완전한 채식주의는 비타민 B12가 부족하다. 만일 완전한 채식주의 식사를 하고 있다면 복합 비타민이나 강화 두유 같은 B12 원천을 섭취할 필요가 있다.

종종 태양 비타민이라고 불리는 비타민 D는 비타민 D 강화 우유를 먹지 않는 사람에게 부족할 수 있다. 비타민 D는 대부분의 우유와 두유에 첨가된다.

오늘날 대부분의 성인들은 실내에서 일을 하고 햇볕을 쬐지 않거나 자외선 차단제를 사용하기 때문에 비타민 D가 부족하기 쉽다. 추운 북쪽 지방에 살고 있는 사람들은 바깥에서 활동을 많이 하지 않으므로 비타민 D를 좀더 많이 섭취해야 한다. 비타민 D 요구량을 충분히 섭취하고 있는지 확인해야 한다. 유아는 대부분의 시간을 실내에서 보낸다. 어린아이들은 태양 광선에 노출되어 민감한 피부가 손상되지 않아야 한다. 유아에게 화학물질로 만들어진 자외선 차단제를 발라주는 것은 안전하지 않다. 나는 티타늄과 산화아연으로 만들어진 비화학물질 자외선 차단제를 권한다. 햇빛을 충분히 쬐지 못하면 식품이나 필수 보충제로 비타민 D 요구량을 맞추어야 한다.

아이들이 비타민 D가 부족하면 뼈 기형이 될 수 있기 때문에 비타민 D는 매우 중요하다. 엄마가 비타민 D를 적절하게 갖고 있으면 모유를 통해서 아기에게 전달된다. 그러나 모유 수유가 끝나고 음식을 먹게 되면 식사에서 비타민 D를 충분히 섭취하도록 해야 한다. 모유 수유를 하고 있다면 엄마의 비타민 D 상태가 중요하다. 모유 수유를 하지 않고 있다면, 비타민 D 강화 두유나 비타민 D가 들어 있는 어린이용 종합비타민 등 대안이 필요하다.

녹색 채소, 콩, 정제하지 않은 곡물이 풍부한 채식주의 식사가 칼슘과 단백질이 부족하다는 것은 일종의 허구이다. 식물성 음식은 적절한 양의 영양소를 가지고 있다. 그러나 견과류, 씨앗, 녹색 채소, 정제하지 않은 곡물, 콩과 같은 식품을 골고루 포함하지 않으면 칼슘, 철, 아연, 단백질이 부족할 수 있다.

예를 들면, 밥을 주식으로 하는 일부 자연식 채식주의자들에게 철분

▶ **식품에 들어 있는 철분 함량**

식품명	철분량 (mg/100칼로리)	식품명	철분량 (mg/100칼로리)
요리된 시금치	5.4	무화과 말린 것	0.8
요리된 콜라드(케일의 일종)	3.1	살코기 햄버거	0.8
요리된 렌즈콩	2.7	껍질 없는 닭고기	0.6
요리된 브로콜리	2.1	칠면조 가슴살	0.4
요리된 병아리콩	1.7	블루베리	0.4
캐슈너트	1.7	구운 가자미	0.3
서로인 스테이크	1.6	프라이한 폭찹	0.2
구운 감자	1.3	탈지 우유	0.1

부족으로 인한 빈혈이 나타나고 있다. 이런 사람들이 적절한 철분을 함유하고 있는 녹색 채소와 콩을 더 많이 먹으면 철분 부족은 발생하지 않는다.

자연식에 기초한 채식주의 식사가 철분 부족을 일으키는 것이 아니다. 오히려 이상적인 철분을 제공한다. 닭고기와 칠면조 고기는 별로 철분을 함유하고 있지 않다. 채소와 콩이 훨씬 더 많이 가지고 있다.

채식주의자가 다양한 식물성 단백질을 먹으면 고기나 다른 동물성 음식을 먹는 사람만큼 단백질 섭취가 양호하다. 곡물, 두류, 씨앗, 견과류, 채소에서 얻는 단백질 혼합물은 한 식품에서 부족한 것을 다른 것에서 보충하도록 하여 전체 아미노산을 골고루 공급한다.

아미노산은 몸 안에 있는 단백질 저장소에서 합성되기 때문에 모든 종류의 식물성 식품을 한 끼니에 먹어야 할 필요는 없다. 따라서 각 끼니마다 완전한 단백질을 만들기 위해서 아미노산을 혼합하거나 맞출 필요가 없다. 몸은 하루 종일 먹은 음식에서 얻은 영양소를 스스로 혼합할 수 있다.

소금은 채식주의자에게 더 해롭다

저지방 채식주의 식사의 진정한 아킬레스건은 나이 들어서 생기는 출혈성(출혈을 초래하는 혈관 파열) 발작이다. 죽종 형성(플라크가 쌓이는) 과정은 관상 동맥 혈전증과 혈관 내 색전증(혈전이 떠돌아다니는)을 일으키는 혈관 환경을 만든다. 이 과정은 수년간 지속된 고혈압으로 인한 압

력으로 뇌에 있는 약한 혈관이 파열되는 것을 막을 수도 있다. 현대 사회에서 출혈성 발작으로 인한 사망률은 매우 적다. 엄격한 채식주의자가 오래 살고자 한다면 소금 섭취를 줄여야 한다. 소금 섭취가 혈압을 높이기 때문이다. 건강식품 가게에서 파는 콩단백 고기와 건강식품은 대부분 소금 함유량이 많다.

일본은 많은 소금 섭취로 인한 발작으로 사망하는 사람이 많다. 일본과 서양에서 실시한 많은 연구는, 동물성 식품을 적게 섭취하고 혈중 콜레스테롤이 낮은 사람이 출혈성 발작을 일으킬 위험이 높다고 설명하고 있다. 또 소금 섭취가 특별히 많은 중국의 특정 지역에서 지방 섭취가 적음에도 출혈성 발작이 많이 나타났다. 음식에 소금을 거의 사용하지 않는 제3세계 국가들은 고혈압이 거의 없으며 발작에 대해서도 걱정할 필요가 없다.

높은 소금 섭취→고혈압→발작의 고리는 심장 건강을 유지하고 있는 채식주의자가 노년기에 걸릴 수 있는 질병이다. 따라서 과도한 소금을 피하는 것이 채식을 하는 사람에게 더 중요할 수 있다. 물론 과도한 소금은 어떤 식사를 하든 심장 마비와 심장 발작으로 인한 사망을 증가시킨다. 하지만 완전한 채식주의자가 소금을 많이 섭취하면 노년에 병에 걸려 아름답지 않은 두각을 나타내기 쉽다. 채식주의자들이 더 오래 살고 심근 경색이 일찍 나타나지 않기 때문에 더욱 그렇다.

오염된 생선 대신
DHA 보충제를 먹어야 한다

채식주의자와 생선을 먹지 않는 사람들이 모든 필수 지방산을 이상적인 수치로 가지고 있지 않을 것이라는 염려도 있다. 생선은 심장병과 뇌의 노화를 예방하는 효과를 가지고 있는 EPA와 DHA라는 2개의 비필수 지방산을 공급한다. 인체가 견과류, 씨앗류, 녹색 채소에서 발견되는 짧은 고리 오메가 3 지방에서 EPA와 DHA를 만들 수 있기 때문에 '비필수' 지방이라고 불린다. 채식주의자들은 오메가 3 지방을 충분히 얻기 위해서 일상적으로 아마씨, 대마씨, 호두 같은 식품을 섭취해야 한다. 그러면 몸은 짧은 고리 지방산을 생선에서 발견되는 긴 고리(EPA와 DHA) 지방으로 변형시킨다.

문제는 짧은 고리 오메가 3 지방산을 DHA로 변형시키는 능력이 사람마다 다르다는 것이다. 그러므로 오메가 3 지방을 함유한 씨앗과 견과류를 충분히 섭취하는 채식주의자라 하더라도 긴 고리 오메가 3 지방(EPA와 DHA)이 부족할 수도 있다. 적절한 DHA와 식물에서 얻은 많은 항산화제를 포함해 적절한 영양이 건강과 뇌의 노화를 예방하는 데 중요하다는 증거가 많이 있다.

보충제가 필요 없이 견과류와 녹색 채소에 있는 지방만으로도 인체가 스스로 필요한 모든 DHA를 생산할 수 있다고 주장하는 사람들도 있다. 이 주장은 일부 사람들에게 적용될 수도 있다. 하지만 최적의

DHA 수치를 생산할 수 있는 유전적 능력이 사람에 따라 다르다. 나는 어른과 아이들이 뇌 기능을 위한 영양을 확실하게 섭취하려면 DHA 보충제를 복용할 것을 권한다.

임신 중이거나 육아 중인 엄마가 DHA가 추가된 종합비타민을 복용하면 산후 우울증 예방과 아이의 뇌 발달에 유익하다. 엄마가 보충제를 복용하면 모유에 적절한 DHA가 함유되어 있다. 모유를 뗀 아이들은 어린이용 액체 DHA 보충제나 DHA를 함유한 종합 비타민을 먹어야 한다. 나는 채식주의자든 아니든 모든 사람들에게 똑같은 권고를 하고 싶다.

천연 DHA 공급원인 생선은 정말로 너무 많이 오염된 식품이다. 나는 아이들에게 DHA를 공급하기 위해 생선을 먹이는 것을 권하지 않는다. 그 대신 깨끗한 DHA 보충제를 복용할 것을 권한다. 아이들의 성장 세포가 독성 오염물질에 훨씬 더 민감하기 때문에 유아기와 아동기에는 오염물질을 확실하게 피해야 한다.

일단 아기가 모유를 끊으면 오렌지주스나 오트밀에 약간(50에서 100mg)의 DHA를 첨가하라. 그렇게 하면 아기가 뇌 발달의 결정적인 시기에 DHA 부족으로 인해 고통 받지 않을 것이다.

채식 식사가 아이들에게 안전한가

성인에게 알맞게 설계된 식사법은 아이에게도 이상적이다. 아이라고 해서 특별히 다른 음식이 필요한 것은 아니다. 빠르게 성장하고, 뇌가 발달하는 시기에도 알맞게 짜여진 채식주의 식사로 충분히 영양을 공급할 수 있다. 미국 영양사협회와 요리사협회에 따르면, 완전 채식 식사가 아이들에게 적절한 영양을 제공할 수 있다.

스포크 박사는 자신이 쓴 책 『유아와 아동 돌보기』에서 아이들에게 채식 식사를 권한다. 스포크 박사는 동물성 식품과 유제품이 아이들을 성인병과 조기 사망으로 몰고 간다고 염려했다. 그 말은 틀리지 않았다. 그의 파격적인 견해는 아이들의 영양이라는 과학적이고 실질적인 문제에 관해 논쟁을 촉발했다.

아이들에게는 성장에 필요한 연료를 공급하고 뇌 발달을 위해서 건강한 지방의 공급이 필요하다. 어떤 사람들은 비타민 B12가 보충된 채식 식사가 뇌의 건강한 발달에 필요한 필수 지방을 충분히 공급하지 않는다고 염려한다. 만일 빵, 감자, 쌀, 과일 같은 고탄수화물 식품 위주의 식사라면 그런 염려는 타당하다.

미국 소아과학회는 아이들이 하루 칼로리의 30퍼센트를 지방으로 섭취하고, 탄수화물에서 50~55퍼센트, 나머지 10~15퍼센트는 단백질에서 섭취할 것을 권고한다. 이 책에 있는 요리법과 메뉴를 활용하면 그 정도의 지방을 얻을 수 있다. 견과류와 씨앗, 아보카도는 지방, 단백질, 비타민, 미네랄이 풍부하다. 땅콩 같은 견과류를 빻지 않고 그대로 어린아이에게 먹이면 잘 씹지 않아서 목에 걸릴 수 있기 때문에 피해야 한다. 그러나 견과류로 만든 버터, 드레싱, 소스, 디저트를 활용해서 9개월 이후의 아기에게 안전하게 먹일 수 있다. 현재 땅콩 알레르기가 증가하고 있기 때문에 땅콩과 땅콩버터를 2살까지는 먹이지 않는 게 좋다.

유기농 견과는 뿌리가 땅속 깊이 들어가 있고, 화학 잔류물을 함유하고 있지 않기 때문에 단백질이 풍부하고 깨끗한 영양분의 원천이다. 아보카도는 생후 6개월이 지난 유아에게 적절한 식품이며 바나나와 함께 곤죽을 만들 수 있고 다른 식품과 혼합할 수 있다. 강화 두유와 두부, 콩, 녹색 채소는 채식 식사를 하고 있는 아기와 아동들에게 완전한 영양을 보장해 준다.

여드름 없는 깨끗한 피부 만드는 방법

십대 자녀를 둔 가족들이 내가 주치의가 되고 나서 근본적으로 식단을 바꾼 가족들이 많다. 가족들은 내 강의 비디오를 함께 보는 것에서 시작한다. 그 후 가족들이 토론을 한다. 책이나 논문을 함께 읽고 나서 더 깊은 토론을 할 수도 있다. 이 책이 가족 토론의 주제가 될 수 있다. 토론을 하고 나면 더 나은 식생활을 위해서 무엇을 할지 의견 일치를 보게 된다.

홀스트롬 씨 가족이 완벽한 본보기다. 홀스트롬 씨는 살을 빼고 싶어 나를 찾았다. 그녀는 좋은 식생활에 대해서 배우면서 남편과 자녀들이 먹는 음식도 바꾸어야겠다고 굳은 결심을 했다. 가족들은 바쁘다 보니 적어도 한 주에 세 번 이상 패스트푸드를 먹었다. 집에 있는 모든 기름진 음식이 그녀를 유혹하고 있었다. 남편과 세 자녀는 어떠한 변화에도 저항했다. 세 자녀(그 중에 두 명은 십대였다)는 음식을 바꾸려고 하지 않았다. 나는 가족이 함께 영양에 관한 비디오를 볼 것을 권유했다. 엄마가 아니라 의사가 영양 교육을 하는 게 더 효과가 클 것이다. 비디오를 보고 나서 가족들은 모두 내 진료실에 함께 와서 질문을 하기로 했다.

15살 트리샤는 새로운 식생활이 심한 여드름을 치료할 수 있는지 물었다. 여드름은 음식과 아무 관계가 없다는 일반적인 견해와 달리 뛰어난 영양으로 여드름을 치료한 십대 환자가 있다고 나는 확신시켜 주었다. 좋은 음식은 여드름 없는 건강한 얼굴을 만든다. 저영양 식사는 여드름을 유발하는 박테리아의 감염과 성장을 돕는다. 여드름은 음식과 뗄 수 없는 관계가 있다.

나는 예전에 먹던 방식으로 먹는 것이 얼마나 위험한지 아이들에게 가르쳤다. 아이들은 엄마가 체중과 심장병, 당뇨병의 위험성을 줄일 수 있도록 협력하기로 했다. 아빠도 콜레스테롤 수치가 높았다.

좀더 토론을 하고 나서 다음과 같은 결론을 내렸다. 아이들은 집 밖에서 정크 푸드를 먹을 수 있으며 집에서는 버터와 치즈를 없앤다. 가족들은 하루 저녁은 채식주의 식사를 하고 그 다음 날은 비채식주의 식사를 교대로 하는 데 동의했다. 또 식당 음식과 건강에 안 좋은 디저트를 한 주에 한 번으로 제한했다.

그들은 요리 플랜도 만들었다. 아빠는 일주일에 한 번은 저녁 식사를 혼자 만들고, 엄마가 일주일에 두 번을 만들기로 했다. 일주일에 두 번은 아빠와 엄마가 함께 만들기로 했다. 일주일에 한 번은 아이들이 저녁을 준비하기로 했다. 아이들은 남아 있는 재료와 신선한 과일, 말린 과일, 견과류로 각자의 점심 도시락을 준비하기로 했다. 일주일에 한 번은 외식을 하기로 하고, 격주로 한 번 샐러드 바와 채식 음식이 있는 레스토랑에서 외식을 하기로 했다. 다른 때는 아무 곳에서나 디저트를 먹을 수 있도록 했다. 그들은 모두 기쁘게 타협했다. 그리고 약간 유연성이 있어서 박탈감을 느끼지 않았다.

우리는 과일로 만든 아이스크림과 스무디를 만드는 법에 대해서 이야기했다. 나는 채소에 맞는 건강 샐러드드레싱과 소스에 대해서 약간 귀띔을 해주었다. 그리고 가족이 함께 일주일에 한 번 야채와 콩으로 된 수프를 큰 냄비에 만들고 있는 우리 집 상황에 대해 말해 주었다.

몇 달 뒤에 홀스트롬 씨를 다시 만났다. 그녀는 가족 모두가 새로운 요리법을 좋아하고 옛날 방식보다는 새로운 방식으로 먹는 것을 즐긴다며 놀라워했다. 그녀는 "설사 건강에 그렇게 좋지 않다고 할지라도 가족들이 새로운 요리법과 음식을 더 좋아하기 때문에 계속 이런 식으로 먹을 겁니다"라고 말했다.

나이가 좀 든 자녀가 있다면 가족에 가장 잘 맞는 계획을 짜라. 바로 변하는 사람도 있다. 하지만 점진적인 변화를 더 좋아하는 사람도 있다. 어느 방식이든, 출발점은 가정이다. 진행하면서 계획이 수정될 수 있다. 중요한 것은 모두가 사랑 받고, 관심 받고, 존중 받는다고 느끼는 것이다. 부모는 자녀를 너무 사랑하고 아이의 미래를 보호하기를 원한다. 때문에 가족들이 건강하게 먹기를 바란다. 자녀들이 이 사실을 알아야 한다. 아이들은 그로 인하여 부모를 다시 사랑할 것이다.

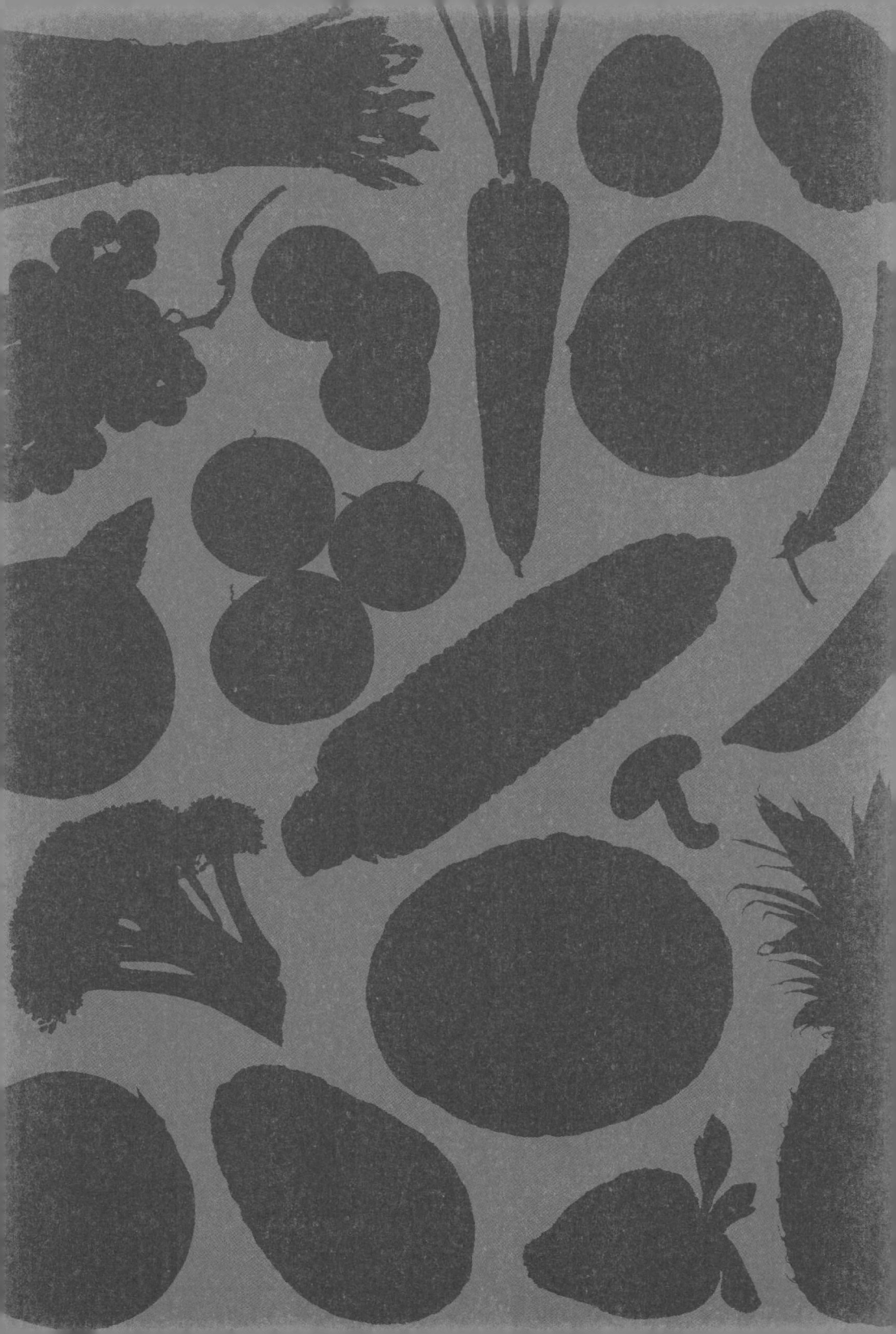

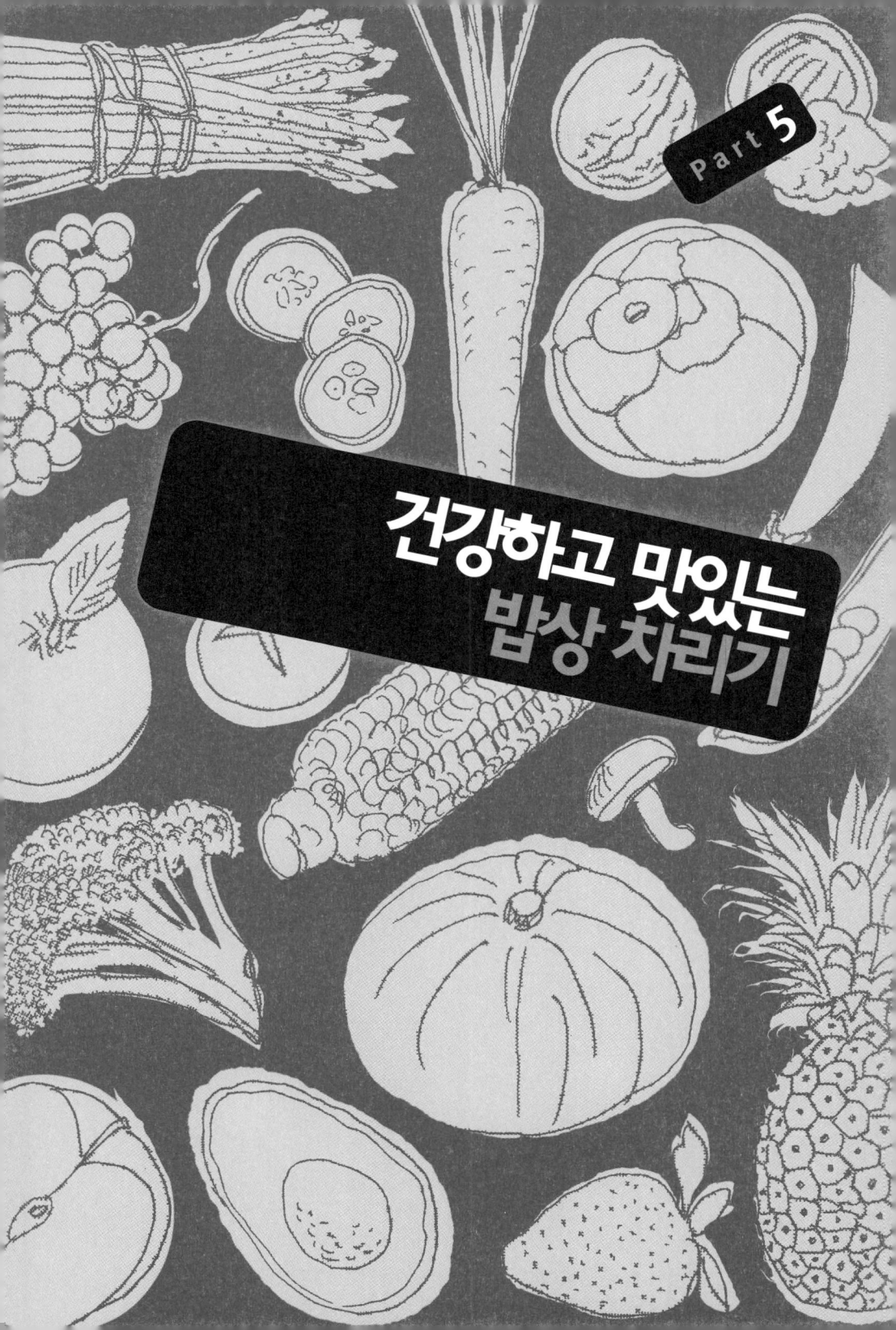

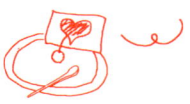

여기 소개한 요리는 간단해서 별다른 준비가 필요 없다. 과일, 생채소, 견과류를 준비하면 끝이다. 아이들이 먹고 싶으면 언제든지 먹을 수 있도록 과일과 피망, 고추, 셀러리, 방울토마토, 강낭콩, 완두콩 같은 생채소를 언제나 부엌 식탁 위에 놓아 두어라.

●
●
●

아이를 변화시키는 두뇌 음식

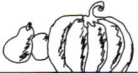

온 가족을 유혹하는
건강식 만들기

이 장은 10일간의 추천 메뉴와 아이들의 검증을 받은 57가지 요리법을 담고 있다. 여기서 소개하는 요리는 어른이나 아이 모두 좋아할 만한 음식이며 임상과 이웃에서 만난 수많은 아이들에게 여러 차례 테스트를 받은 것들이기도 하다.

맛있는 음식이 건강에 안 좋다는 법은 없다. 나는 가장 건강에 좋은 재료를 선택해서 가족 모두를 유혹할 만큼 맛있게 만드는 방법을 발견했다. 여러 요리 중 자녀와 가족들이 어떤 요리를 가장 좋아하는지 살펴보라.

나는 맛이 좋은 채식주의 음식과 채소가 중심이 된 음식을 많이 포함시켰다. 계란, 흰 살코기, 칠면조고기, 닭고기 같은 동물성 식품은 주 요리가 아니라 맛을 내기 위한 향신료나 양념으로 사용했다. 또는 건강에 좋은 완전 채식주의 식단을 선택할 수도 있다. 맛있는 채식주의 요리를 간단하게 준비하는 방법을 배울 수 있다.

가족이 채식주의자든 아니든 상관없이 가족 모두가 종합비타민 보충제를 복용할 것을 권유한다. 비타민과 미네랄을 충분히 섭취하게 될 뿐만 아니라, 식물성 식품은 적절한 양의 비타민 B12를 함유하고 있지 않기 때문이다.

비타민 D는 햇빛을 통해 생산되는 중요한 호르몬이다. 그런데 대부분의 사람들은 충분히 태양 광선을 받지 못하고 있다. 요즘은 사람들

어린이용 종합비타민제 선택 시 주의할 것

- 비타민 A가 없는 것을 찾는다 : 비타민 A 섭취는 칼슘 부족과 골다공증을 유발한다. 과일과 채소에 있는 카로틴으로 필요한 비타민 A를 모두 만들 수 있다.

- 어린이용 보충제는 베타카로틴이 2,500 IU 이상 들어 있지 않은 것이어야 한다. 더 적은 것이 좋다. 카로틴은 보충제가 아닌 식품에서 얻는 것이 가장 좋다. 베타카로틴 함량이 높은 보충제를 복용한 사람들이 암과 심장병 발병률이 높다.

- 미네랄이 골고루 들어 있어야 한다.

- 인공 색소, 인공 맛, 인공 감미료가 들어 있지 않아야 한다.

- 아이가 먹지 않으려고 하면 아무 소용이 없기 때문에 아이 입맛에 맞아야 한다.

이 피부 노화와 피부암을 예방하기 위해 태양을 피하고 자외선 차단제를 사용한다. 비타민 D와 비타민 B12 강화 두유도 좋은 선택이다. 비타민 B12, 칼슘, 비타민 D가 강화된 오렌지주스도 좋다. 그러나 아주 우수한 식사를 한다면 종합비타민이 절대 필요한 것은 아니다.

항암 식사를 한다고 해서 동물성 식품을 조금도 먹지 말아야 하는 것은 아니다. 따라서 음식의 맛을 내기 위하여 동물성 식품을 조금 사용하는 요리법을 포함시켰다. 약간의 동물성 식품이 들어간 요리법은 ¥ 표시를 해두었다. 채식주의 식사를 원하는 사람들은 그 요리에서 동물성 재료를 빼면 된다.

유명한 의사이자 저술가인 벤자민 스포크 박사가 추천하는 완전한 채식주의 식사를 따르려는 사람이 많을 것이다. 스포크 박사는 미국에서 가장 신뢰받는 소아과 의사이자 베스트셀러 저자이다. 스포크 박사는 어려서 올바른 식사를 하면 나중에 어른이 되어서도 병에 걸리지 않고 건강을 유지할 수 있다고 강조한다. 그는 기득권에 반대되는 목소리를 내는 용기 있는 의사이자 어린이들의 대변자이다. 불행히도 주류 세계는 종종 10년에서 20년이나 시대에 뒤떨어진 기준을 따르고 있다.

반드시 먹어야 하는
10가지 음식

아보카도 깨끗하고 건강에 좋은 지방산이다. 콜레스테롤을 낮추는 식물스테롤이 풍부하고 강력한 항산화 글루타티온 수치가 높다. 아보카도는 건강에 좋은 항암 식품이다. 버터 대신에 아보카도를 사용한다. 바나나와 아보카도를 곤죽으로 만들어 아이에게 먹인다. 아보카도가 중심이 된 드레싱이나 딥에 많이 사용한다.

블루베리/블랙베리 거무스레한 색깔의 베리는 탄닌, 안토시아니딘, 플라보노이드, 폴리페놀, 프로트시아니딘이 풍부하다. 또한 강력한 항암 효과가 있다. 신선한 것을 구할 수 없는 겨울에는 냉동 유기농 베리를 사용한다.

머스크멜론 비타민의 보고이다. 한 컵으로 엽산, 칼륨, 섬유소, 티아민(비타민 B1), 니아신(비타민 B3), 판토텐산(비타민 B5), 비타민 B6, 많은 비타민 C와 베타카로틴을 얻을 수 있다. 머스크멜론 반 조각을 얼려 얼음과 몇 개의 대추를 섞어 슬러시를 만들면 아이들이 아주 좋아한다.

당근/비트 음식에 맛과 색을 더해 주는 색깔 있는 뿌리채소이다. 잘게 잘라서 날 것으로 샐러드에 사용하거나 요리나 수프에 넣는다. 섬유소, 카로티노이드, 베타카로틴 같은 항산화제가 많고 세포 돌연변이를 억제하는 강력한 암 예방 물질이 들어 있다. 우리 집에서는 신선하게 짠 당근 주스와 비트 주스를 수프 요리에 첨가한다.

아마씨 리그닌과 오메가 3 지방산이 풍부하다. 콜레스테롤로 인해 생기는 모든 현상에 긍정적인 영향을 끼치고 심장병과 암을 둔화시킨다. 오트밀에 아마씨를 넣는다. 거품을 내서 냉동 휘핑 바나나, 사과 스튜, 계피와 땅콩으로 만든 볼에 첨가한다. 아마씨 기름은 삼간다.

상추 아주 칼로리가 낮지만 식물성 영양소, 식물 단백질, 비타민, 미네랄, 섬유소를 많이 함유하고 있다. 매일 상추를 샐러드로 만들어 먹는다. 우리 집에는 언제나 아이들이 간식으로 먹을 수 있도록 잘 씻은 로메인 상추를 놓아둔다.

케일 수프에 넣거나 잘게 썰어서 먹기에 좋은 고영양 녹색 채소이다. 우리는 쪄서 먹기도 하고 잘게 썬 케일을 캐슈너트 크림 소스와 함께 먹기도 한다.

참깨 세상에서 미네랄이 가장 풍부한 식품으로 칼슘, 마그네슘, 아연, 망간, 철분, 비타민, 섬유소의 보고이다. 참깨에서만 특이하게 발견되는 항암 리그닌이 풍부하기도 하다. 탈곡하지 않은 참깨씨를 가루로 빻아서 샐러드와 채소 요리에 뿌린다. 살짝 볶아서 가지, 병아리콩, 파, 마늘과 섞으면 건강에 좋고 맛있는 딥이 된다.

딸기 엽산, 플라보노이드, 철분, 비타민 C가 풍부하다. 딸기는 식이 섬유소와 칼륨의 좋은 원천이면서도 칼로리는 매우 낮다. 딸기와 냉동 딸기를 자주 이용하라. 우리는 아이들을 위해서 딸기 디저트와 휘핑 크림을 자주 내놓는다. 딸기 휘핑 크림은 두유와 대추를 조금 넣고 마카다미아 열매와 섞어서 만든다. 우리는 또한 냉동 딸기를 냉동 휘핑 바나나에 첨가한다. 바나나 오렌지주스와 냉동 딸기를 함께 혼합해서 과일 스무디를 만든다.

토마토 암 발생을 현저하게 줄인다고 해서 최근에 뜨거운 화제가 되고 있다. 토마토의 항암 피토케미컬로 알려진 것이 리코펜이다. 전립선암, 유방암, 자궁암, 폐암, 결장암을 포함한 여러 가지 암을 예방하는 것으로 나타났다.

맛있는 건강 요리,
누구나 할 수 있다

여기 소개한 요리는 간단해서 별다른 준비가 필요 없다. 과일, 생채소, 견과류를 준비하면 끝이다. 아이들이 먹고 싶으면 언제든지 먹을 수 있도록 과일과 피망, 고추, 셀러리, 방울토마토, 강낭콩, 완두콩 같은 생채소를 언제나 부엌 식탁 위에 놓아 두어라. 이런 채소는 며칠 동안 냉장고에 넣어 두지 않아도 괜찮다. 생채소와 견과류가 서서히 없어지는 모습을 보고 놀랄 것이다. 식탁을 꽃으로 장식하지 말고 신선한 계절 과일로 장식하라. 시간이 지나면 특별한 요리를 준비할 필요가 없다는 것을 깨닫게 될 것이다. 샐러드와 요리된 주식, 과일 후식이면 충분하다.

식품을 굽거나 튀길 때 색깔이 누렇게 변하는데, 이때 암을 유발하는 아크릴아마이드가 생성된다. 때문에 찌거나 끓이는 요리가 더 좋다.

노릇노릇하게 구운 음식은 절대 먹지 마라. 탄 음식은 해로운 화합물을 만든다. 실수로 과도하게 구워졌으면 과감하게 버려라. 기름에 튀긴 식품이나 프라이한 음식은 피하라. 다음에 나오는 대부분의 굽는 요리법은 매우 낮은 온도에서 요리된 것이다. 뜨거운 공기가 빠져 나갈 수 있도록 오븐 도어를 살짝 열어 두어 더 낮은 온도에서 요리를 해도 된다. 영양 손실과 열에 의해서 생기는 위험한 화합물을 방지하기 위해서 낮은 온도에서 요리한다.

이 책에 나오는 모든 요리에는 유제품이 들어가지 않는다. 아이들이 대부분 유당을 잘 소화하지 못하기 때문에 유제품 없이도 칼슘이 풍부하고 영양소가 풍부한 음식을 만드는 법을 소개했다. 두유는 비타민 D와 칼슘을 강화한 제품을 사용할 수 있다.

품질이 좋은 믹서와 분쇄기가 필요하다. 나는 원심분리기 주서기, 오렌지 주서기, 식품 조리기나 고품질의 믹서를 추천한다. 믹서는 과일로 만든 셔벗, 소스, 드레싱을 만드는 데 도움이 된다.

바쁘지만 건강하게 먹고 싶은
맞벌이 부부를 위한 10가지 팁

❶ 유혹을 없앤다. 찬장에 든 정크 푸드와 가공식품을 모두 꺼내 쓰레기통에 버린다. 냉장고도 깨끗이 치운다.

❷ 냉장고 안에 무슨 식품이 있는지 표시해 둔다. 아이들이 그날 먹기를 권장하는 음식에 별이나 하트 모양을 해서 게시판에 붙여두는 것도 재미있다. 반짝이는 아이디어와 창의성을 발휘하라.

❸ 바로 먹을 수 있는 신선한 과일과 채소를 부엌 조리대에 놓아둔다. 방울토마토, 깍지째 먹는 콩, 당근, 완두콩 꼬투리, 포도, 딸기, 멜론, 껍질 벗긴

파인애플 등이 좋다. 건강에 좋은 (견과류로 된) 딥을 채소 옆에 두는 것도 좋다.

❹ 옥수수 몇 개를 쪄서 냉장고에 차게 보관해 두면 바쁠 때 외출하기 전에 쉽게 먹을 수 있다. 올리브오일을 약간 바르고 영양이 많은 효모를 뿌려 튀긴 팝콘은 맛있는 간식이다.

❺ 사과와 계피를 섞은 오트밀을 만들어서 냉장고에 넣어 두면 아침에 바쁠 때 먹을 수 있다.

❻ 찬장에 건포도, 대추, 씨앗류, 견과류를 비축해 둔다. 냉장고에 냉동 채소와 과일을 충분히 넣어 둔다.

❼ 작은 봉지에 견과류와 씨앗류, 건포도와 잘게 썬 말린 사과를 섞어 넣는다. 이런 봉투를 여러 개 만들어 두어 가족들이 언제든지 들고 나갈 수 있게 한다.

❽ 소금이 적게 든 거친 통밀빵을 산다.

❾ 버터와 마가린을 없애고 트랜스지방이 없는 건강에 좋은 스프래드만 사용한다.

❿ 매일 아침 신선한 과일과 과일 주스를 먹을 수 있도록 파인애플이나 멜론을 잘라 놓거나 신선한 오렌지를 주스로 충분히 만들어 둔다.

칼로리는 높고 영양은 없는
학교 급식을 거부하라

런천 미트와 치즈로 범벅이 된 전형적인 학교 급식을 먹지 말아야 한다. 학교 급식은 기름지고, 짜고, 영양이 부족하다. 아이가 매일 가방에 넣어서 다닐 수 있는 뚜껑 있는 작은 도시락을 준비한다. 아이들은 차가운 수프를 좋아하므로 데울 필요가 없다.

점심 도시락을 따로 싸주면 남들과 다르게 보이는 게 싫어 도시락을 가져가지 않으려고 할 수도 있다. 신선한 과일과 견과 버터, 무가당 과일 스프레드로 만든 빵으로 점심을 싸주면 좋은 대안이 될 수 있다. 견과 버터 샌드위치에 바나나 슬라이스를 추가한다. 우리 아이들은 캐슈너트 버터를 아주 좋아한다. 땅콩버터를 사용한다면 소금과 다른 첨가물이 들어 있지 않은 상품을 구입한다. 우리 딸들은 점심 때 오렌지와 사과를 먹고 싶어한다. 사과를 4등분으로 잘라서 그대로 은박지에 싼다. 이렇게 하면 색이 변하지 않고 먹기에도 편리하다.

통밀 피타(납작한 빵)로 도시락을 싸도 좋다. 아이가 가장 좋아하는 샐러드 드레싱을 피타에 사용할 수 있다. 그때 토마토 슬라이스와 샐러드로 속을 채우면 된다. 저녁에 먹다 남은 음식, 예컨대 버섯버거, 샐러드, 아보카도 후머스(콩을 넣은 중동식 요리), 쌀, 감자 샐러드, 과일 등으로 속을 채울 수 있다. 점심 도시락에는 언제나 약간의 과일을 넣는다.

쉽고 맛있는 80가지 건강 요리 레시피

수프	양배추 건포도 수프 당근 크림 수프 복숭아빛 리크 수프 완두콩과 두부 도그 토마토 토네이도 채소/콩 수프
샐러드 & 드레싱	닥터 플랙스의 참깨 시즈닝 그린 바나나 파워 블랜디드 샐러드 매운 러시아풍 드레싱 오렌지 캐슈 드레싱 애국적인 샐러드 피칸 단풍 샐러드
채소, 콩 & 주식	살구 현미 쌀 아보카도로 만든 과카몰리 영국식 구운 두부 마늘을 넣은 브로콜리 캘리포니아 크림을 얹은 케일 초콜릿 렌실콩 가지로 만든 시칠리아 요리 건강에 좋은 감자 프라이 로메인 상추 맛 롤 콩으로 만든 처트니 동양식 닭고기와 브로콜리 요리 ¥ 자주 감자 샐러드 ¥ 즉석 콩 치즈 피타 피자 퀴노아와 견과 빵 붉은색 매운 후머스(중동 음식) 스쿼시 판타지아 패티의 땅콩 버터와 대추 젤리 샌드위치

병아리콩
완두콩과 아몬드 분말
건강 초밥
호두가 들어간 고구마파이
데리야키 치킨과 다진 양배추 샐러드 ¥
두부 피자 슬라이스
색깔 있는 퀴노아 쌀
채소 라자냐(이탈리아 요리)
콩고기 빵 ¥
줄풀과 브로콜리

과일요리, 아침식사 & 디저트

아몬드와 캐럽으로 만든 물렁한 캔디
사과와 피칸 푸딩
사과와 호두 서프라이즈
캐슈너트 건포도 크림소스와 함께 먹는 구운 사과
바나나 견과 쿠키
바나나/파인애플 셔벗
블루베리와 아마 요구르트
사향멜론(캔털루프) 슬러시
캐럽-아보카도 크림 파이
대추 견과 포펨스
아마/오트밀 바
펄먼 박사의 초코바 아이스크림
복숭아 셔벗
바나나/살구 소스로 만든 쌀 푸딩
두유 과일 스무디
부드러운 과일 피타 샌드위치
바닐라-캐럽으로 만든 물렁한 캔디
거품 나는 바나나 얼음과자
거품 나는 크림과 딸기

수프

양배추 건포도 수프 〈4~6 서브〉

재료 레몬주스 3스푼, 잘게 썬 양파 큰 것 3개, 완두콩 1/4 컵, 수프용 보리쌀 1/4컵, 녹색 양배추 큰 것 1통, 건포도 1컵, 잘게 썬 호두 1컵, 무가당 두유 1컵, 신선한 사과 주스 2컵, 베지베이스(Vegebase, 인스턴트 채소 수프)나 탈수 인스턴트 채소 수프 믹스 2스푼, 물 4컵, 잘게 썬 당근 2컵, 오레가노(꽃박하) 1스푼, 미시즈 대시(Mrs. Dash, 무염 향신료) 1스푼

건포도를 물 2컵과 함께 믹서기에 넣고 부드러운 크림처럼 될 때까지 잘 간다. 액체처럼 된 건포도와 나머지 재료를 냄비에 함께 넣고 매우 약한 불에 끓인다. 양배추는 덩어리째 넣는다. 양배추가 부드러워지면 젓가락으로 꺼내서 믹서기에 넣고 수프 같은 액체가 될 때까지 간다. 수프에 다시 넣고 냄비 뚜껑을 덮고 약한 불에 약 1시간 정도 더 끓인다.

당근 크림 수프 〈4~6서브〉

재료 잘 씻어 껍질을 벗기고 큰 덩어리로 자른 당근 20개
껍질을 벗기고 큰 덩어리로 자른 감자 2개, 껍질을 벗기고 잘게 썬 양파 3개
두유 2컵, 물 2컵, 얇게 썬 주키니 호박 작은 것 1개, 다진 생강 1스푼 (선택)
마늘 2조각, 베지베이스나 탈수 인스턴트 채소 수프 믹스 1스푼
캐슈너트 1/4컵, 아몬드 1/4컵

견과류를 제외한 나머지 모든 재료를 냄비에 넣고 약한 불에 20분간 끓인다. 요리된 수프를 견과류와 함께 믹서에 넣고 부드러워질 때까지 간다.

복숭아 리크 수프 〈4서브〉

재료 말린 복숭아 2컵(하룻밤 동안 물 1컵에 담가둔 것), 냉동 복숭아 450그램
렌즈콩 1/3컵, 양파 큰 것 4개, 쪼개서 잘 씻은 리크 2뿌리
당근 갈은 것 2컵, 시금치 1.8킬로그램 , 물 4컵

냉동 복숭아를 물에 넣고 부드러워질 때까지 갈아서 큰 냄비에 넣는다. 물에 담근 말린 복숭아를 작은 덩어리로 잘게 썰고 담근 물과 함께 냄비에 넣어서

약한 불에 끓인다. 렌즈콩, 양파, 리크 등을 추가한다. 믹서에 당근과 시금치를 갈아서 냄비에 넣는다. 부드럽게 익은 리크를 냄비에서 꺼내 수프 액체와 함께 부드러워질 때까지 간다. 냄비에 다시 넣는다. 30분간 약한 불에 뚜껑을 덮고 끓인다.

완두콩과 두부 도그 ⟨4~6서브⟩

재료 신선한 당근 주스 1컵, 신선한 셀러리 주스 1컵, 두유 1컵, 물 2컵
건조 완두콩 2컵, 잘게 썬 양파 2컵, 다진 마늘 3조각, 미시즈 대시 1스푼
다진 로즈메리 1스푼, 얇은 조각으로 자른 경두부 3개

모든 재료를 넣고 45분간 끓인다.

토마토 토네이도 ⟨2서브⟩

재료 강낭콩 1/4컵, 잘게 썬 신선한 토마토 4컵, 속을 도려낸 사과 2개
얇게 썬 양파 1개, 무가당 두유 1컵, 옥수수 알 1/2컵
토마토 페이스트 3스푼, 베지베이스나 탈수 인스턴트 채소 수프 믹스 1스푼
사과 식초나 건포도 식초 1스푼

강낭콩, 토마토 2컵, 사과, 양파, 두유를 믹서에 넣고 간다. 나머지 토마토 2개, 옥수수, 토마토 페이스트, 베지베이스, 식초를 추가한다. 토마토가 부드러워질 때까지 약한 불에 끓인다.

채소/콩 수프 ⟨6서브⟩

재료 당근 주스 2컵, 셀러리 주스 2컵, 물 4컵, 잘게 썬 케일 4컵
잘게 썬 당근 8개, 잘게 썬 양파 6개, 잘게 썬 토마토 8개
완두콩 1/2컵, 말린 수프용 콩 1/2컵
베지베이스나 탈수 인스턴트 채소 수프 믹스 5스푼, 미시즈 대시 1스푼

모든 재료를 합쳐서 약한 불에 90분간 끓인다.

샐러드 & 드레싱

닥터 플랙스의 참깨 시즈닝

재료 아마씨 1스푼, 참깨 1스푼, 양파 플레이크 1스푼
마늘가루 1/2스푼, 베지베이스 2스푼

믹서로 아마씨와 참깨를 간다. 모든 재료를 갈아서 쉐이커(shaker)에 넣는다. 소금이나 다른 시즈닝(양념) 대신에 채소와 수프에 사용한다. 사용하지 않을 때는 냉장고에 넣어둔다.

그린 바나나 파워 블랜디드 샐러드 〈2서브〉

재료 잘 씻은 어린 시금치 약 1킬로그램, 잘 씻은 로메인 상추 1.5킬로그램
바나나 1개, 아보카도 1/2, 대추 5개, 검은 무화과 식초 1스푼(선택)

믹서에 푸딩처럼 부드럽게 될 때까지 간다. 잘 갈은 녹색 채소는 소화기관에서 영양소 흡수를 증가시킨다.

매운 러시아풍 드레싱 〈4~6서브〉

재료 토마토 페이스트 1캔, 아몬드버터 4스푼, 칠리 파우더 1/4티스푼,
두유 1/4컵, 케첩 3스푼

모든 재료를 함께 간다. 찐 잎채소에 소스로 사용하거나 양상추, 토마토, 아보카도를 넣은 피타 샌드위치의 양념, 샐러드 드레싱으로 좋다.

오렌지 케슈 드레싱 〈4~6서브〉

재료 껍질 벗긴 오렌지 2개, 오렌지주스 1/4컵, 캐슈너트 1/4컵
붉은 오렌지 식초나 배 식초 2스푼

비단처럼 부드러워질 때까지 모든 재료를 간다. 샐러드나 채소 딥으로 자유롭게 사용한다.

패이트리오틱 샐러드 ⟨7서브⟩

재료 두유 1/2컵, 바나나 1개, 로메인 상추 8~12잎
　　　신선한 혹은 냉동 블루베리 1컵, 신선한 혹은 냉동 딸기 1컵

두유와 바나나를 함께 간다. 로메인 상추를 잘게 썰어서 과일과 함께 혼합하여 바나나-두유 혼합물에 붓는다.

피칸 단풍 샐러드 ⟨4~6서브⟩

재료 잘게 썬 피칸 1/2컵, 두유 1/2컵, 계피 1과 1/2컵, 대추 2개
　　　단풍 시럽 2스푼, 매운 피칸 식초 2스푼(선택)

잘게 썬 피칸을 다른 재료와 함께 간다. 믹서에서 걸쭉하게 되면 드레싱이 아작 아작 씹히는 맛이 나도록 나머지 피칸을 넣는다. 연한 로메인 상추나 시금치에 부으면 부드러우면서 씹히는 맛이 난다.

살구 현미 쌀 ⟨4~6서브⟩

재료 현미 2컵, 커민(카레 원료) 1/4 티스푼, 코리앤더(특유의 강한 향과 맛을 내는 허브로 고수라고도 함) 1/2 티스푼 계피 1/2 티스푼, (유기농) 건조 살구 1컵, 물 3컵, 해바라기씨 1/2 컵

현미, 양념, 말린 살구를 물 3컵과 함께 35분 동안 약한 불에 요리한다. 해바라기씨를 넣고 10분간 끓인다. 불을 끄고, 아마씨 기름 1스푼을 넣고 저어 준다.

아보카도로 만든 과카몰리 ⟨4~6서브⟩

재료 아보카도 2개, 토마토 2개, 토마토 페이스트 2스푼
　　　양파 프레이크 2스푼, 건포도 1/2컵
　　　코리앤더 잎 1스푼, 잘게 썬 파슬리 2스푼
　　　레몬 반 토막을 주스로 간 것, 대추 설탕 1스푼

믹서에 모든 재료를 넣고 부드러워질 때까지 간다. 채소나 빵에 딥으로 활용한다.

영국식 구운 두부 ⟨4~6서브⟩

재료 경두부 2모, 마늘 2조각, 노란 양파 1개
칠리 파우더 1/2 티스푼, 사과식초 1/4컵

경두부를 16조각으로 자른다. 나머지 재료를 혼합하여 간다. 경두부에 갈은 재료를 얹고, 두부가 잠기도록 물을 더 넣어 하룻밤 재운다. 두부가 노릇해지고 딱딱해질 때까지 2시간 동안 약 90도로 굽는다. 점심 도시락이나 스낵으로 좋고 통밀 샌드위치에 상추, 토마토, 매운 러시안풍 드레싱과 같이 넣어 먹으면 좋다.

마늘을 넣은 브로콜리 ⟨4~6서브⟩

재료 브로콜리 큰 것 2뭉치나 냉동 브로콜리 3상자
다진 마늘 4조각, 디종 스타일 겨자 1스푼, 올리브오일 1스푼

브로콜리를 5~7분간 찌거나 냉동 브로콜리를 해동시킨다. 브로콜리를 잘게 잘라서 샐러드 그릇에 넣는다. 기름, 마늘, 겨자를 섞어서 브로콜리를 버무린다. 5분간 더 찐다. 이 요리법에 있는 드레싱은 다른 채소에 사용해도 맛이 좋다. 아스파라가스, 강낭콩 등에 사용해 보자.

캘리포니아 크림을 얹은 케일 ⟨4~6서브⟩

재료 생케일 900그램, 캐슈너트 1/2컵, 두유 1/2컵
양파 플레이크 2스푼, 베지베이스나 탈수 인스턴트 채소 수프 믹스 2스푼

케일의 두꺼운 줄기를 제거하고 케일 잎을 큰 냄비에 넣고 10분간 찐다. 도마로 옮겨서 깨끗한 행주로 꼭 짜서 물기를 제거한다. 남은 재료를 믹서에 넣고 부드러워질 때까지 간다. 케일을 잘게 썰 때 만들어 놓은 크림소스를 섞으면서 잘게 썬다.

초콜릿 렌실콩 ⟨2~3서브⟩

재료 씨를 뺀 대추 3개, 두유 1/4컵, 생 캐롭 파우더 1스푼(선택)

무염 렌즈콩 1캔이나 월계수 잎을 넣은 렌즈콩, 잘게 썬 플럼토마토
대추를 두유와 캐롭과 함께 믹서해서 크림소스를 만든다. 렌즈콩과 잘게 썬 토마토와 함께 섞는다.

가지로 만든 시칠리아 요리 ⟨4~6서브⟩

재료 계란 흰자 2개, 두유 1/4컵, 이태리식 맛을 낸 빵가루 1/2컵
통밀가루 1/2컵, 양파 큰 것 3개, 큰 가지 2개, 무염 토마토소스 1컵, 콩치즈 1.8킬로그램

계란을 두유와 함께 잘 젓는다. 빵가루를 밀가루와 함께 섞는다. 양파를 썰어서 얇은 양파 패티로 만들고 가지는 0.6센티미터 패티로 만든다. 프라이팬에 양파 슬라이스를 깔아 놓는다. 가지는 계란 혼합물에 넣고 나서 밀가루를 살짝 입혀 양파 위에 놓고 그 위에 토마토소스를 얇게 코팅한다. 다른 가지를 맨 위에 놓는다. 토마토소스를 한 번 더 첨가하고 나서 얇게 자른 콩치즈 조각을 맨 위에 덮는다. 40분 동안 120도 오븐에 굽는다. 피타 빵에 속으로 넣어 점심 도시락으로 사용할 수 있다.

건강에 좋은 감자 프라이 ⟨3~4서브⟩

재료 가늘고 긴 조각으로 자른 흰 감자 6개, 사과주스 2컵, 스프레이 병에 있는 올리브오일

감자를 사과주스에 잘 섞어 5분간 놓아둔다. 젖은 감자 슬라이스는 남겨두고 뒤집어서 주스를 따라낸다. 올리브오일을 프라이팬에 가볍게 뿌리고 감자를 펼쳐 놓는다. 감자 위에 올리브오일을 살짝 더 뿌리고 한쪽 면을 160도 정도의 불에 15분간 굽고 뒤집어서 다른 면은 7분간 굽는다.

로메인 상추 롤 ⟨2~4서브⟩

재료 아몬드버터 1/2컵, 토마토 페이스트 1/4컵, 칠리 파우더 조금
채 썬 당근 2컵, 채 썬 붉은 양파 1/4컵, 주사위 꼴로 썬 토마토 1개
주사위 꼴로 썬 붉은 고추(혹은 피망) 1개, 잘게 썬 바실 1스푼
가운데 흰 줄기를 잘라낸 상추 12잎

아몬드버터를 토마토 페이스트와 칠리 파우더와 함께 반죽하여 상추에 얇게 바른다. 채나 주사위 꼴로 썬 채소를 함께 뒤섞는다. 상추 위에 붙인다. 잎을 말아서 요지로 고정시킨다.
아몬드버터 대신 아보카도버터를 사용해도 된다.

콩으로 만든 처트니 〈4~6서브〉

재료 주사위 꼴로 썬 토마토 1컵, 채 썬 녹색 양배추 1컵, 채 썬 당근 1컵
주사위 꼴로 썬 청고추(혹은 피망) 1컵, 레몬 1/2개
주사위 꼴로 썬 양파 1/2컵, 냉동 옥수수 녹은 것 1컵
병아리콩 1컵, 냉동 완두콩 녹은 것 1컵, 커민 1스푼
포도식초나 건포도식초 1스푼, 미시즈 대시 1스푼
마늘 파우더 1스푼, 붉은 강낭콩 1컵, 검은콩 1컵

토마토를 작은 냄비에 넣고 당근, 양배추, 청고추 등을 넣고 5분간 약한 불에 뚜껑을 덮고 찐다. 레몬주스와 양파, 옥수수, 콩, 양념 등을 넣고 휘젓는다. 식혀서 상추 위에 올려 먹는다.

동양식 닭고기와 브로콜리 요리 ¥ 〈4~6서브〉

재료 껍질 없는 닭 가슴살 2.6킬로그램, 신선한 브로콜리 14킬로그램
마름 1캔, 어린 옥수수 1캔, 팽이버섯 1컵, 참기름 1스푼, 계란 흰자 1개,
대추 설탕 1스푼, 옥수수 전분 1스푼, 주스가 있는 파인애플 조각 3스푼,
브래그스 리퀴드 아미노 1스푼

닭고기를 작은 찜통에 넣고 25분간 찐 다음 작은 조각으로 자른다. 브로콜리를 큰 찜통에 넣고 15분간 찐다. 마름, 어린 옥수수, 버섯 등을 추가하고 5분간 더 찐다. 참기름을 계란 흰자와 함께 거품이 일 때까지 휘젓는다. 여기에 설탕, 옥수수 전분, 주스가 있는 파인애플, 브래그스 리퀴드 아미노를 올린다. 약한 불에 3분간 끓인다. 모든 재료를 함께 넣고 버무린다. 닭고기를 넣지 않고 만들어도 좋다.

자주감자 샐러드 ¥ ⟨4~6서브⟩

재료 감자 껍질 벗긴 것 2.3킬로그램, 잘게 썬 양파 3개, 올리브오일 1스푼
채를 썬 붉은 양배추 6컵(양배추 약 반통), 완숙 계란 6개(노른자 3개는 버린다)
유채기름 마요네즈 3스푼, 두유 3스푼, 잘게 썬 파 1/2컵, 잘게 썬 셀러리 1컵

감자를 부드러워질 때까지 쪄서 냉장고에 보관한다. 팬에 올리브오일을 두른 후 양파를 살짝 튀기고 양배추를 그 위에 추가한다. 뚜껑을 덮고 양파-양배추 섞은 것을 가끔씩 저어주면서 5분간 더 요리한다. 양배추의 어떤 부분은 잘 익고 어떤 부분은 잘 안 익어도 괜찮다.

포크로 3개의 계란 흰자를 마요네즈와 두유와 함께 섞어서 곤죽처럼 만든다. 파, 셀러리, 감자, 남은 완숙 계란 3개 등을 그릇에 넣고 잘게 썰면서 섞는다. 모든 것을 섞으면서 살짝 볶은 양파와 양배추를 위에 덮는다. 차게 해서 내놓는다.

즉석 콩치즈 피타 피자 ⟨4서브⟩

재료 통밀 피타 빵 큰 것 4개, 무염 토마토소스 1컵, 잘게 썬 버섯 1/2컵
잘게 썬 붉은 양파 1/2컵, 냉동 브로콜리 머리 부분 4킬로그램, 두유 치즈 1컵

피타 빵 테두리를 자르고 8개의 피타 피자를 만들 수 있도록 분리한다. 구이 팬에 납작하게 펴 놓고 토마토소스를 숟가락으로 떠서 올린다. 버섯, 양파, 브로콜리를 고르게 뿌리고 두유치즈를 가볍게 덮는다. 오븐에서 100도가 안 되는 약한 불로 15분간 굽는다.

퀴노아와 견과 빵 ⟨4서브⟩

재료 퀴노아 쌀 1컵, 잘게 썬 양파 1컵, 토마토 페이스트 3스푼
주사위 모양으로 썬 파슬리 2스푼, 주사위 모양으로 썬 셀러리 1/2컵
주사위 모양으로 썬 붉은 고추(혹은 피망) 1/2컵, 잣 1/2컵
잘게 썬 개암 열매 1/2컵, 미시즈 대시 이태리식 양념 1스푼
맥주 효모 1스푼, 마늘 파우더 조금

냄비에 퀴노아 쌀과 양파, 2컵의 물을 넣고 약한 불에 15분간 끓인다. 다른 그릇에 토마토 페이스트, 파슬리, 셀러리, 고추, 잣, 양념을 넣고 잘 섞는다.

퀴노아/양파와 잘 섞어서 유리 뚜껑이 있는 냄비에 넣고 약 100도 정도의 오븐에서 30분간 조리한다. 토마토소스와 함께 주식으로 먹으면 좋다.

붉은색 매운 후머스(중동 음식) ⟨4서브⟩

재료 캔으로 된 무염 병아리콩 1컵, 생 참깨 3스푼, 레몬 2스푼
잘게 썬 붉은 양파 1/2개, 토마토 페이스트 2스푼, 맛을 내기 위한 칠리 파우더 약간

모든 재료를 믹서에 넣고 크림처럼 될 때까지 혼합한다. 필요하면 물을 약간 더해준다. 딥으로 사용하거나 상추, 토마토, 싹 양배추 등에 뿌려서 샌드위치에 사용한다.

호박 판타지아 ⟨4~8서브⟩

재료 말린 살구 1컵, 건포도 1/2컵, 오렌지주스 1컵
버터넛 호박 4개(작은 단호박을 사용해도 됨), 생 해바라기씨 1/4컵, 생 호박씨 1/4컵

말린 살구와 건포도를 오렌지주스에 하룻밤 담근다. 호박을 반으로 쪼개서 속을 국자로 퍼내어 씨를 제거한다. 바닥에서 1/4인치 정도 되는 높이로 물과 함께 구이그릇에 넣고 은박지로 가볍게 덮는다. 150도 정도의 불에 30분간 굽는다. 그 동안 살구와 건포도를 전동 조리 기구나 수동 조리 기구로 잘게 썬다. 해바라기씨와 호박씨를 전동 조리 기구나 수동 조리 기구로 잘게 썬다. 씨앗과 과일을 함께 섞는다. 호박을 오븐에서 빼내고 씨앗/과일 믹스한 것을 떠서 호박에 넣는다. 필요하면 오렌지주스를 약간 첨가한다. 15분간 더 굽는다. 호박을 오븐에서 빼내고 그대로 식탁에 내놓거나 아이들을 위해서 호박을 과일/씨앗 믹스와 함께 곤죽처럼 으깬다.

패티의 땅콩버터와 대추 젤리 샌드위치 ⟨4서브⟩

재료 냉동 완두콩 1컵, 무염 땅콩버터 1/4컵, 통밀빵
대추 2개, 말린 살구나 망고 1/2컵, 두유 1/2컵

완두콩을 땅콩버터와 섞어서 포크로 짓이긴다. 거친 통밀빵에 대추 젤리를

바른다. 대추 젤리는 두유에 하룻밤 담근 말린 살구나 망고와 함께 대추 2개로 짓이겨서 만든 것이다.

완두콩과 아몬드 분말 〈4서브〉

재료 가늘게 자른 아몬드 1컵, 참깨 1/4컵, 꼭지를 잘라 낸 완두콩 깍지 900그램
아마씨 기름 1스푼, 올리브기름 1/2스푼

가늘게 자른 아몬드와 참깨 반 컵을 식품 조리기나 커피 파우더에 넣고 간다. 나머지 견과 반을 토스터 오븐에 있는 팬에 넣고 낮은 불에 가볍게 굽는다. 완두콩 깍지를 찌고 아마씨 기름과 올리브기름으로 가볍게 버무린다. 구워진 견과 분말을 뒤섞어서 음식 위에 뿌린다.

건강 초밥 〈4서브〉

재료 현미 1/2컵, 김 4장, 겨자 1스푼, 유채기름 마요네즈 1스푼
양파 프레이크 1스푼, 볶은 참깨 1/4컵, 채로 썬 당근 1/2컵, 얇게 썬 아보카도 1개

쌀을 물 2컵에 한 시간 동안 불린다. 뚜껑을 덮은 냄비에 넣고 낮은 불에 끓인다. 속을 보거나 저으려고 뚜껑을 열지 않는다. 약하게 끓기 시작하면 불을 낮추어 15분간 뜸을 들인다. 불을 끄고 뚜껑을 열지 말고 30분간 그대로 놓아둔다.
김을 깔고 그 위에 쌀밥을 1/4인치 두께로 골고루 덮는다. 재료를 밥 위에 얹어 김밥을 만든다.

호두가 들어간 고구마파이 〈6~8서브〉

재료 고구마 6개, 껍질을 벗긴 오렌지 2개, 오렌지주스 1/4컵
대추설탕 2스푼, 호두 쪼갠 것 1컵, 무가당 파인애플 캔 1개

고구마가 부드러워질 때까지 70분간 굽는다. 오븐에서 꺼내 껍질과 탄 부분을 벗긴다. 오렌지주스, 대추설탕, 호두 등을 믹서에 넣고 함께 갈아서 고구마에 넣어서 섞는다. 수저로 떠서 유리그릇에 넣고 파인애플 링을 꼭대기에

올린다. 150도의 불에 10분간 더 굽는다.

데리야키 치킨과 다진 양배추 샐러드 ¥ ⟨4서브⟩

재료 건포도 1컵, 삶은 감자 2개, 두유 1/2컵, 양파 프레이크 2스푼
올리브기름 1스푼, 아마씨 기름 1스푼, 베지베이스 1스푼, 미시즈 대시 양념 1스푼
잘게 썬 양배추 1/2통, 잘게 썬 깍지 완두 1컵, 익혀서 잘게 찢은 닭 가슴살 2.6킬로그램

감자, 두유, 양파 프레이크, 기름과 양념을 혼합해서 짓이겨 걸쭉한 소스를 만든다. 잘게 썬 채소, 건포도, 닭고기를 잘 섞어준다. 차게 해서 내놓는다.

두부 피자 슬라이스 ⟨4서브⟩

재료 경두부 2모, 무염 토마토소스 1병

두부를 얇게 썬다. 썬 두부를 넓게 펴서 석쇠에 올려놓고 토마토소스를 그 위에 붓는다. 120도 정도의 불에 2시간 동안 굽는다.

색깔 있는 퀴노아 쌀 ⟨4서브⟩

재료 잘 씻은 퀴노아 쌀 1컵, 물 2컵, 잘게 썬 붉은 피망 1/4컵, 잘게 썬 청피망 1/4컵
잘게 썬 노란 피망 1/4컵, 잘게 썬 붉은 양파 1/4컵, 잘게 썬 당근 1/4컵
잘게 썬 마늘 2쪽, 칠리 파우더 1/2스푼, 유기농 강낭콩 7킬로그램

콩을 제외한 모든 재료를 그릇에 넣고 섞어서 끓인다. 끓기 시작하면 불을 약하게 해서 대부분의 액체가 흡수될 때까지 15분간 더 끓인다. 불을 끄고 캔에 있는 콩을 첨가한다.

채소 라자냐(이탈리아 요리) ⟨4서브⟩

재료 경두부 450그램, 레몬주스 1/4컵
참깨 타히니(마늘·레몬즙·소금을 혼합하여 물로 묽게 한 것) 1/4컵
채로 썬 코코넛 1/4컵, 효모 1/4컵, 잘게 썬 파슬리 2스푼, 깍두기 모양으로 썬 당근 2컵

중간 크기 주키니 1개, 중간 크기 노란 호박 1개, 잘게 썬 브로콜리 1묶음
무염 토마토소스 1컵, 오레가노(꽃박하) 1스푼, 이태리식 시즈닝 1스푼
잘게 썬 서양 부추 1컵, 요리법에 따라 삶은 통밀 라자냐 국수 1봉지
잘게 썬 두유 치즈 1컵

전동 조리기에 두부, 레몬주스, 참깨 타히니, 잘게 썬 당근, 효모, 파슬리 등을 넣고 혼합해 둔다. 모든 채소를 토마토소스와 오레가노, 이태리식 시즈닝과 부추를 혼합해서 두꺼운 채소 반죽을 만든다. 큰 유리나 도기 냄비 바닥에 약간의 소스를 놓는다. 라자냐 국수 위에 두부 혼합물을 얹어서 라자냐 국수를 한 층 만들고, 그 위에 다른 라자냐 국수를 한 층 올리고 나서 채소 반죽을 올린다. 그 위에 마지막으로 라자냐 국수를 올리면서 위에 두유치즈를 뿌린다. 뚜껑을 덮고 175도의 불에 40분간 굽는다.

콩고기 빵 ¥ ⟨4서브⟩

재료 고기를 넣지 않고도 만들 수 있다.

해바라기씨 1컵, 아몬드 1컵, 잘게 썬 당근 1컵, 마늘 2쪽, 붉은 양파 1개
고르게 잘게 썬 파슬리 1/2컵, 잘게 썬 붉은 피망(혹은 고추) 1컵, 잘게 썬 셀러리 1컵
얇은 스테이크 2.6킬로그램, 토마토 1개, 토마토 페이스트 1스푼
오레가노 1스푼, 잘게 썬 바질(basil) 1스푼, 칠리 파우더(혹은 고추가루) 1/4스푼
후추 1/4스푼, 채를 썬 양상추 1통

씨앗과 아몬드를 천으로 덮어서 물에 하룻밤 담가 두었다가 물기를 뺀다. 식품 전동 조리기의 5번 날을 이용해서 견과, 당근, 마늘, 양파 등을 간다. 전동 식품 조리기에서 꺼내 파슬리, 붉은 피망, 셀러리 등과 섞는다. 전동 식품 조리기에 고기를 갈아서 혼합물에 반죽한다.

토마토와 토마토 페이스트를 오레가노, 바질, 후추, 칠리 파우더와 함께 혼합한다. 토마토소스의 3/4을 혼합물에 넣고 만다. 남은 소스는 고기를 구울 때 사용하기 위해 남겨둔다. 혼합물을 덩어리로 만들고 몇 시간 동안 냉장고에 넣어 두거나 한 시간 동안 얼린다. 약 20분과 40분 정도 지나서 토마토소스를 발라주면서 150도의 불에 1시간 동안 굽는다.

줄풀과 브로콜리 〈4~6서브〉

재료 줄풀(wild rice) 1컵, 현미 1컵, 마늘 파우더 1스푼, 양파 파우더 1스푼
오레가노 프레이크 1스푼, 브로콜리 두 뭉치, 올리브기름 2스푼

큰 냄비에 물 5컵과 양념, 쌀 2컵을 넣고 약한 불에 30분 정도 끓인다. 그 위에 브로콜리 조각을 얹고 올리브기름을 브로콜리 위에 뿌린다. 브로콜리가 부드러워질 때까지 15분간 더 끓인다.

과일요리, 아침식사 & 디저트

아몬드와 캐럽으로 만든 물렁한 캔디 〈4서브〉

재료 대추 1/2컵, 두유 1/4컵, 아몬드버터 1컵, 캐롭(carob) 파우더 1/2컵
채로 썬 코코넛 1/2컵, 바닐라 추출물 1스푼

대추를 잘게 썰어 하룻밤 두유에 담근다. 두유에 젖은 대추를 포함하여 모든 재료를 함께 짓이겨서 섞고 유리그릇에 넣고 눌러 준다. 내놓기 전에 냉장고나 냉동고에 넣어둔다.

사과와 피칸 푸딩 〈3~6서브〉

재료 껍질을 벗기고 속을 도려낸 사과 6개(말린 것), 두유 2컵, 피칸 2컵,
육두구(nutmeg) 1/4스푼, 계피 1스푼, 대추 5개, 유기농 사과 말린 것 2컵

말린 사과를 두유에 하룻밤 담근다. 아침에 남아 있는 재료를 혼합해서 작은 세라믹 그릇에 넣는다. 90도의 불에 20분간 요리한다. 냉장고에 차게 보관했다가 내놓는다.

사과와 호두 서프라이즈 〈6서브〉

재료 건포도 1컵, 물 1/2컵, 껍질을 벗기고 속을 파낸 사과 8~10개
잘게 썬 호두 1/2컵, 아마씨 4스푼 가득, 계피 1과 1/2스푼

건포도를 그릇에 담아 물을 넣고 냉장고에 하룻밤 놓아둔다. 단단한 뚜껑이 있는 냄비에 물을 따르고 사과를 추가한다. 7분간 약한 불에 찐다. 사과와 남아 있는 물을 분쇄기에 넣고 사과가 작은 조각이 될 때까지 분쇄한다. 사과, 건포도, 호두, 아마씨, 계피를 그릇에 넣고 잘 섞는다. 냉장고에 보관해 두고 스낵이나 식사로 내놓는다.

캐슈너트 건포도 크림소스와 함께 먹는 구운 사과 〈4서브〉

재료 큰 사과 4개, 캐슈너트 1컵, 두유 1컵, 건포도 1컵, 계피 1스푼

사과 속을 파내고 은박지로 덮은 팬에 놓는다. 캐슈너트, 두유, 건포도를 섞어서 갈아서 차게 한다. 계피를 사과에 뿌리고 오븐에서 90도 정도의 열로 20분간 굽는다. 다른 그릇으로 옮기고 차가운 크림소스를 위에 뿌려서 내놓는다.

바나나 견과 쿠키

재료 쿠키 25개, 씨를 발라낸 대추 1/4컵, 두유 1/4컵, 호두 1컵
페칸 1컵, 강판에 간 코코넛 1컵, 바나나 4개, 계피 2스푼

두유에 대추를 넣고 하룻밤 재운다. 견과류와 코코넛을 식품 조리기에 넣고 5메탈 칼날로 갈아준다. 대추와 바나나와 계피를 추가하고 반죽 모양으로 갈아서 섞는다. 두꺼운 혼합물을 식품 조리기에서 꺼내 쿠키 판에 스푼으로 떠 놓는다. 오븐에 넣고 120도의 약한 불에 30분간 굽는다.

바나나/파인애플 셔벗 〈2서브〉

재료 냉동 바나나 잘게 썬 것 1개, 무가당 파인애플이나 신선한 파인애플 100g

냉동 바나나를 파인애플과 함께 거품이 일 때까지 잘 휘저어서 바로 내놓는다.

블루베리와 아마 요구르트 ⟨1서브⟩

재료 신선한 혹은 냉동 블루베리 2컵, 두유 1/2컵, 아마씨 1스푼, 대추 8개
재료를 섞어 부드러워질 때까지 간다. 차게 해서 내놓는다. 학교 도시락용으로도 좋다.

사향멜론(캔털루프) 슬러시 ⟨2~4서브⟩

재료 캔털루프 멜론 1개, 얼음 2컵, 대추 6~8개
믹서에 모든 재료를 넣고 부드러워질 때까지 간다. 멜론 대신 배나 복숭아로도 만들 수 있다. 대추 대신 대추설탕을 넣어도 된다.

케럽-아보카도 크림 파이 ⟨4서브⟩

재료 크러스트:
    잘게 채로 썬 무가당 코코넛 1/4컵
    분쇄한 마카다미아 열매 1/2컵
    대추야자 2롤 혹은 대추 4개

코코넛, 마카다미아, 대추를 함께 짓이겨서 걸쭉하게 만든다. 잘 섞일 때까지 계속 반죽한다. 혼합물을 유리 파이 팬에 넣고 꾹 눌러준다.
    속에 넣는 부분:
    생 캐럽 파우더 2스푼, 캐슈너트 12개
    아보카도 1개, 대추 8개

캐럽, 캐슈너트, 아보카도, 대추를 믹서에 넣고 부드러운 크림처럼 될 때까지 함께 간다. 스푼으로 떠서 크러스트 위에 넣고 냉장고에 1시간 정도 차게 해서 내놓는다.

대추 견과 포펨스 ⟨3~6서빙⟩

재료 캐슈너트, 호두, 해바라기씨, 아몬드 등 견과류 중에 아무 거나 1컵(캐슈너트 대신 캐슈너트 버터를 사용해도 된다.)

대추 야자 2롤이나 부드러운 대추 8개

견과류와 씨앗을 믹서에 잘 갈아서 고운 견과 분말을 만든다. 대추를 분쇄해서 분말이나 가루 견과처럼 만든다. 필요하면 캐슈너트 버터를 첨가한다. 아이들이 한 입에 먹을 만한 크기로 만든다. 많은 양을 한 번에 갈아서 냉장고에 넣어두고 나중에 사용해도 된다.

아마/오트밀 바 〈4서브〉

재료 말린 사과 1/2컵, 건포도 1/2컵, 대추 1/2컵, 바닐라 두유 1과 1/2컵
오트밀용 귀리 혹은 귀리 프레이크 1컵, 아마씨 3스푼
캐슈너트 버터 혹은 땅콩버터 1스푼

두유에 사과, 건포도, 대추를 담그고 냉장고에 하룻밤 둔다. 귀리와 아마씨를 함께 섞어서 나머지 두유 반에 넣어 냉장고에 하룻밤 둔다. 아침에 말린 과일을 믹서에 넣고 견과 버터와 함께 간다. 간 과일을 오트/아마씨 혼합물과 함께 섞어서 베이킹 그릇에 펼쳐 놓는다. 90도 정도의 불에 30분간 습기가 없어질 때까지 요리한다.

펄먼 박사의 초코바 아이스크림 〈6~8서브〉

재료 잘 익은 바나나 2개, 캐슈너트 1컵, 캐럽 파우더 1스푼
바닐라 추출물 1/2티스푼

모든 재료를 믹서에 넣고 함께 간다. 스푼으로 얼음 그릇에 떠서 얼린다.

복숭아 셔벗 〈2~3서브〉

재료 냉동 복숭아 450그램, 두유 1/4컵, 대추 4개
모든 재료를 부드러워질 때까지 믹서에 간다.

바나나/살구 소스로 만든 쌀 푸딩 〈4서브〉

재료 말린 살구 1컵, 건포도 1컵, 두유 2컵, 계란 흰자 3개
대추 10개, 계피 1스푼, 바닐라 1티스푼, 현미밥 4컵, 바나나 1개

살구와 건포도를 각각 뚜껑이 있는 그릇에 담아 두유를 붓고 냉장고에 하룻밤 둔다. 다음 날 건포도 그릇에서 두유를 따라내 계란 흰자, 대추, 계피, 바닐라와 함께 믹서에 넣고 간다. 여기에 현미밥과 건포도를 섞어서 얕은 팬에 놓는다. 120도 열에 30분간 굽는다. 내놓기 전에 식힌다.
바나나 한 개를 살구와 두유와 함께 갈아서 쌀 푸딩이 있는 차가운 그릇에 붓는다.

두유 과일 스무디 〈2서브〉

재료 바나나 1개, 두유 2컵, 대추 2~4개, 냉동 과일 4~7킬로그램

바나나, 두유, 대추와 함께 체리, 딸기, 블루베리, 망고, 복숭아 같은 신선한 과일이나 냉동 과일을 기호에 따라 추가해서 믹서를 사용해서 과일 음료를 만든다.

부드러운 과일 피타 샌드위치 〈3서브〉

재료 말린 망고 1컵, 두유 1컵, 바나나 1개, 아보카도 1개
아몬드 1/4컵, 통밀 피타 빵 3개를 반으로 쪼갠 것

말린 망고를 두유에 하룻밤 담근다. 두유를 따라내고 바나나, 아보카도, 아몬드와 함께 믹서에 간다. 90도 정도의 불에 30분간 두어 물기를 빼 혼합물을 딱딱하게 만든다. 피타 빵 안쪽에 혼합물을 올려놓고 다른 쪽에는 두유에 담근 살구를 펼쳐 놓는다. 피타 빵을 살짝 토스트해서 은박지로 싸서 도시락으로 활용하면 좋다.

거품 나는 바나나 얼음과자 〈2~3서브〉

재료 껍질을 벗긴 냉동 바나나 2개(한 사람에 1개), 냉동 딸기나 블루베리 (선택)
무가당 두유 1/4컵, 바닐라 1/2티스푼, 아마씨 1인당 1스푼, 으깬 호두 1인당 1스푼

냉동 과일을 작은 조각으로 자른다. 두유, 바나나, 바닐라를 믹서에 넣고 부드러워질 때까지 간다. 그 위에 아마씨와 으깬 호두를 얹는다.

거품 나는 크림과 딸기 〈4~6서브〉

재료 마카다미아 열매 1과 1/3컵, 두유 1컵, 대추 2/3컵

견과, 두유, 대추를 믹서에 간다. 신선한 딸기나 녹은 냉동 딸기와 함께 먹는다.

10일간의 추천 메뉴

실제로는 오늘 먹다 남은 음식을 내일도 먹게 된다. 따라서 여기 나오는 10일간의 메뉴 플랜으로 한 달을 지낼 수도 있다. 내가 추천하는 메뉴는 대부분 채식주의 식단이다. 80가지 요리 중에 3가지는 동물성 재료로 만든 것이다. 채식주의자는 동물성 재료를 넣지 않고 똑같은 요리를 만들 수 있다. 만일 동물성 재료를 포함시키고자 한다면, 한 주에 두세 번 정도 사용하는 식으로 활용하라. 어떤 것을 선택하든 식물성이 중심이 된 식사를 하는 셈이다.

*표시는 200~219쪽에 요리법이 있다.

첫째 날	
아침	여러 종류의 신선한 과일 계피 사과 오트밀
점심	토마토 토네이도 수프 * 살구 현미 쌀 * 신선한 과일
저녁	오렌지/캐슈 드레싱을 한 시금치 샐러드 * 스쿼시 판타지아 * 사향메론(칸타로프) 슬러시 *

둘째 날	
아침	집에서 만든 신선한 오렌지주스 아몬드버터와 대추를 곤죽한 것을 바른 통밀빵
점심	발사믹 비네그레이트 드레싱을 한 채소 샐러드 채로 썬 당근, 현미, 참깨 타히니(참깨를 갈아 마늘, 레몬즙, 소금을 혼합하여 갠 것)로 속을 채운 피타 빵 신선한 과일
저녁	완두콩과 두부 도그 수프 * 완두콩과 아몬드 분말 * 건강에 좋은 감자 프라이 멜론

셋째 날	
아침	딸기(생딸기나 냉동딸기) 한 컵 사과와 호두 서프라이즈 *
점심	매운 러시아풍 드레싱 *을 얹은 상추 아보카도로 속을 채운 피타 빵 설탕으로 졸인 과일: 말린 살구, 냉동 복숭아 두유에 하룻밤 담근 귀리
저녁	애국적인 샐러드 * 찐 아스파라가스 콩고기 빵 * 복숭아 셔벗 *

넷째 날	
아침	여러 가지 신선한 과일 영국식 구운 두부 *
점심	양배추 건포도 수프 * 사과, 호두, 계피, 볶은 참깨
저녁	삶은 계란 흰자, 채로 썬 사과, 호두가루, 계피, 볶은 참깨를 첨가한 시금치 샐러드 익힌 옥수수 채로 썬 상추와 함께 구운 콩 수박

다섯째 날	
아침	블루베리 한 컵 캐슈너트 건포도 크림 소스와 함께 먹는 구운 사과 *
점심	복숭아빛 리크 수프 * 캐슈너트 버터를 입힌 사과 슬라이스 당근을 길게 썰어 후머스 딥(이집트콩을 삶아 양념한 중동 음식)에 양념한 것과 방울토마토
저녁	그린 바나나 파워 블랜디드 샐러드 * 초콜릿 렌실콩 * 고구마 바나나 견과 쿠키 *

여섯째 날

아침	집에서 만든 신선한 오렌지주스 계피 사과 오트밀
점심	통밀빵, 상추, 토마토, 매운 러시아풍 드레싱 * 얇게 썬 칠면조 가슴살이나 칠면조 대신 아보카도 슬라이스 포도나 체리
저녁	피칸 단풍 샐러드 * 찐 아티초크 가지로 만든 시칠리아 요리 * 신선한 파인애플이나 무가당 파인애플

일곱째 날

아침	냉동 혼합 베리류 아보카도를 넣어 으깬 바나나
점심	자주감자 샐러드 * 당근 크림 수프 * 과일
저녁	올리브오일 드레싱을 한 상추와 토마토 샐러드 두부 피자 슬라이스 * 캘리포니아 크림을 얹은 케일 * 바나나/파인애플 셔벗 *

여덟째 날	
아침	사향멜론(캔털루프) 슬러시 * 계피, 호두, 건포도를 넣은 오트밀
점심	붉은색 매운 후머스(중동 음식)*와 함께 생채소 (방울토마토, 채로 썬 고추 혹은 피망, 당근 등) 부드러운 과일 피타 샌드위치 *
저녁	신선한 과일과 견과류 바나나/살구 소스로 만든 쌀 푸딩 * 캐슈너트 버터나 아몬드버터를 뿌린 셀러리, 회향 붉은 고추 혹은 피망

아홉째 날	
아침	거품 나는 바나나 얼음과자 * 아보카드를 덧입힌 통밀빵 토스트
점심	녹은 두부치즈를 위에 입힌 브로콜리 블루베리와 아마 요구르트 *
저녁	오렌지 캐슈 드레싱*을 한 녹색 채소 샐러드 퀴노아와 견과 빵 * 찐 강낭콩(깍지 채) 캐럽-아보카도 크림 파이 *

열흘째	
아침	두유 과일 스무디 *
점심	현미, 칠리 소스를 뿌린 강낭콩, 채 썬 상추 신선한 과일
저녁	당근 크림 수프 * 완두콩과 옥수수 데리야키 치킨과 다진 양배추 샐러드 * 거품 나는 크림과 딸기 *

오늘보다 더 나은 내일을 위해

이제 이 책을 통해 얻은 지식으로 아이를 건강하게 키울 수 있을 것이다.

물론 이 책은 아이들만을 위해 씌어진 책이 아니다. 어른에게도 매우 중요한 정보를 제공한다. 이 책이 제시하는 대로 따르면 노화를 늦출 수 있다. 건강한 몸무게를 유지하고, 혈압을 낮추고, 당뇨병을 예방하거나 치유하고, 심장병과 심장 발작, 흔하게 나타나는 노화로 인한 지능 저하에서 벗어나 건강하게 오래 살 수 있다.

나는 이 책을 읽은 독자가 건강에 이르는 길에 함께하기를 바란다. 뿐만 아니라 가능하면 많은 사람들을 이 대열에 데리고 오기를 소망한다. 지금 너무나 많은 사람들이 고통을 당하고 있으며 죽어간다. 건강한 식습관을 가지면 엄청난 혜택을 누릴 수 있으며, 건강한 식사가 매우 맛있다는 사실을 알면 수많은 사람들이 식습관을 바꿀 것이라고 나는 확신한다.

건강에 필요한 지식을 배우는 것은 건강한 삶으로 가는 위대한 첫걸음이다. 하지만 지식이 완전한 해결책은 아니다. 부모는 아이들을 새로운 길로 인도해야 한다. 그러므로 부모노릇을 제대로 하는 기술을 익혀야 한다. 때로는 유연하게, 때로는 완고하면서 사려 깊은 부모가 되어야 한다. 나는 이 책에서 배운 지식이 더 좋은 부모가 되는 데 도움이 될 것이라고 확신한다. 물론 쉬운 일은 아니다. 가는 길에 많은 장애물이 있을 것이다. 부모가 완벽하지 못할 때도 있을 것이고 자녀가 힘겨워할 때도 있을 것이다. 그러나 포기하지 않고 노력하다 보면 영양이 풍부한 음식을 골라 먹는 식습관을 갖게 될 것이다. 무엇이든 습관이 되면 더 이상 힘들 게 없다.

가족을 좋은 방향으로 인도하는 일은 시간과 노력이 필요하다. 시행착오도 거치게 마련이다. 잠시 후퇴하고 실수한다고 해도 낙담하지 마라. 포기하지만 않으면 된다.

이 책을 읽은 독자는 이제 나와 함께하는 공동체의 식구가 되었다. 그 공동체는 암흑과도 같은 세상에서 분별력 있게 살아가기 위해서 노력하는 사람들의 공동체이다.

모든 독자와 그 자녀들이 웃음과 건강이 충만한 삶을 살기를 바란다.

■ 옮긴이의 글 ■

지금 우리는 아이에게 음식이 아니라 독을 먹이고 있다

나는 우리 농산물 직거래 장터인 예장 생활협동조합(이하 생협)의 책임을 맡으면서 질병에 시달리는 많은 사람들을 만났다. 특히 아이가 아토피를 앓고 있는 가정에서 유기농산물을 먹여야 할 필요가 있어서 생협을 이용하는 경우가 많다 보니 많은 회원이 아이들 건강 문제로 고민한다.

조합원들과 고민을 함께 나누다 우연한 기회에 펄먼 박사의 책을 접하게 되었다. 나는 영양과 건강에 관해 이처럼 과학적이고 책임 있게 쓴 책을 본 적이 없었다. 그래서 다른 일을 뒤로 미루고 펄먼 박사의 저작을 번역하여 국내에 소개하는 데 주력하고 있다.

특히 이 책은 각종 오염 물질과 공해에 찌든 음식을 엄마 뱃속에서부터 먹고 자라는 아이들의 건강 문제를 다루고 있어 하루라도 빨리 출간하고 싶다는 마음이 간절했다. 나 또한 무지로 인해 우리 아이들에게 음식이 아니라 '독을 먹인' 경험이 있다. 회개하는 마음으로 번역했음을 고백한다.

앞서 내가 번역한 펄먼 박사의 책을 읽은 독자들은 책에 나오는 서양식 식생활을 그대로 따라하기가 어렵다는 반응을 보였다. 아마 이 책을 읽은 독자들도 그러한 반응을 보이리라 생각한다. 특히 초보 엄마의 경우 일반적으로 6개월부터 아기에게 이유식을 먹이라고들 하는데 무얼 어떻게 먹여야 할지 막막할 것이다. 그렇다고 미국인 의사인 펄먼 박사가 제안하는 이유식 플랜을 그대로 따르기도 애매한 부분이 있다. 무엇보다 얻을 수 있는 재료가 너무 다르기 때문이다.

이 책에서 제시하는 아이를 위한 식사법은 얼마든지 응용이 가능하다. 펄먼 박사가 제시하는 식사 스타일은 수학이나 물리학 공식과 다르다. 때문에 100퍼센트를 지키지 못하더라도 문제가 되지는 않는다. 원칙에는 충실하되 그 실천과 응용에 있어서는 80퍼센트나 70퍼센트 심지어 50퍼센트만 지키더라도 탄력적으로 적용하고 꾸준히 실천해 나가는 것이 중요하다.

사실 동물의 세계에는 이유식이 따로 없다. 생협에 유정란을 공급하는 생산자에게 들은 이야기가 있다. 닭을 키울 때 병아리에게 처음부터 현미를 주면 장이 훨씬 길어지고 병치레를 안 한다고 한다. 그 분은 병아리를 처음 들여올 때 첫 3일간은 현미를 모이로 준다고 한다. 그러면 장이 1/3 가량 더 길어지고, 완전 소화를 해서 닭똥에서 냄새도 거의 안 난다고 한다. 사료 공장이 없고 사료라는 이름조차 없던 옛날에는 시골에서 닭이나 소나 돼지를 키울 적에 어린 동물들에게 별도의 사료를 주지 않았다. 어른 동물에게 주는 것과 똑같은 모이나 먹이를 주었다. 그런데 현대의 축산과 낙농에서만 어린 동물의 사료를 구분한다. 심지어 채식 동물인 소의 사료에 성장 촉진을 위해 육류 부산물을 갈아서 사료에 첨가한다. 그것이 광우병의 원인이 되기도 한다.

그러한 의미에서 찬찬히 생각해 보면 불을 사용하지 않은 원시인들은 아기에게 모유 외에 이유식을 따로 먹이지 않았을 것이다. 그러므로 이유식에 대해 강박관념을 가지지 말고 펄먼 박사가 제시한 대로 가능하면 늦게까지 모유를 먹이는 것이 중요하다. 기실 고대에는 모유를 네댓 살이 될 때까지 먹였다. 성경에도 아브라함의 아들 이삭이 젖을 떼는 날, 배 다른 형인 이스마엘과 놀았다는 말이 나온다. 고대에는 밖에서 놀 만큼 충분히 클 때까지 젖을 먹였고, 젖을 뗄 때는 잔치를 열고 아기에게 어른과 똑같은 음식을 먹였음을 알 수 있다.

아기의 치아와 소화 능력 때문에 이유식을 한다. 하지만 서너 살까지 모유를 먹이면 충분히 이도 자라고, 소화 효소도 충분히 생산할 수 있기 때문에 어른과 같은 식사를 해도 전혀 지장이 없다.

이러한 원칙을 이해하고, 이 책을 숙독하면서 응용하면 건강한 아기로 키울 수 있다. 그러한 의미에서 이 책을 다 읽은 분은 다시 한 번 꼼꼼히 메시지를 숙독하기 바란다. 그것을 바탕으로 우리나라의 자연 조건과 현실에 맞게, 그리고 철에 따라 응용하기 바란다.

예를 들면, 펄먼 박사는 유아 유동식에 바나나를 으깬 것을 추천하고 있다. 하지만 유기농 바나나를 구할 수 없는 우리나라에서 농약에 절어 있는 수입 바나나만 고집하는 것은 바람직하지 않다고 생각한다.

펄먼 박사가 강조하는 것은 바나나 그 자체가 아니라 부드러운 채소와 과일이다. 그렇다면 우리나라에 나는 제철 과일 중에서도 얼마든지 응용이 가능하리라 생각한다. 또한 펄먼 박사는 미국 사람이기 때문에 해조류를 알지 못한다. 그러나 우리는 김, 미역, 다시마 등 훌륭한 해조류 음식이 풍부하다. 해조류에는 요오드를 비롯하여 채소와 과일에 부족할 수 있는 미네랄이 풍부하다. 이 얼마나 큰 축복인가?

나는 가능하면 모유를 늦게까지 먹이고, 젖을 떼고 나서 바로 어른들과 유사한 식생활 혹은 과일과 현미 죽으로 섭생을 시작하라고 권유하고 싶다. 하지만 사정상 이유식을 꼭 해야 하는 엄마들을 위해서 다음과 같은 채식 이유식을 추천한다. 단 이유식을 집에서 만들되, 가능하면 천연의 맛을 살리고 간은 안 하거나 아주 약하게 하기를 권한다. 재료는 단지 추천일 뿐이다. 철에 따라 주변에서 쉽게 구할 수 있는 재료를 중심으로 응용하면서 만들기 바란다. 예를 들면 흑임자가 아니더라도 참깨나 들깨를 사용하면 오메가 3 지방산을 흑임자보다 더 많이 먹을 수 있어서 좋다. 그러나 골고루 먹인다는 의미에서 여러 재료를 골고루 구하는 것이 좋다. 여기에는 빠졌지만 강낭콩이나 완두콩같이 부드러운 콩을 사용하여 응용하면 더 좋을 것이다. 다시 한 번 강조하고 싶은 말은 가능하면 모유를 오래까지 먹이는 것이다. 이유식을 해야 할 때는 제철 채소와 과일을 중심으로 하기 바란다.

우리에게 맞는 건강 이유식

쌀로 만든 미음

재료 현미 3티스푼, 물 1컵
만드는 법
① 현미를 깨끗이 씻어 물 1컵을 붓고 하룻밤 정도 충분히 불린다. 현미를 하룻밤 정도 불리면 발아 현미에 가까워지기 때문에 영양소가 증폭된다. 너무 오래 불리면 맛이 없으므로 하룻밤 정도만 불리도록 한다.
② 냄비에서 끓기 시작하면 불을 약하게 하여 물이 반 정도 줄었을 때 끄고 뜸을 들인다.
③ 쌀알이 푹 퍼지면 체나 거즈로 거른다.
④ 소독된 숟가락으로 조금씩 떠먹이며 삼키는 연습을 시킨다. 첫 날은 한 숟가락으로 시작해서 1~2일 건너 조금씩 양을 늘려 간다.

야채수프

재료 감자 1/2개, 양파 1/4개, 물 2컵
만드는 법
① 감자와 양파는 껍질을 깨끗이 벗겨 씻어 놓는다.
② 재료를 네모나게 썰어 냄비에 물과 함께 넣는다.
③ 불에 올려놓고 끓기 시작하면 약한 불로 30분 정도 푹 삶는다.
④ 고운 체에 즙을 거른다.
⑤ 숟가락으로 떠먹인다. 소화가 잘 되는지 관찰하며 양을 늘려 간다.
  ※ 감자뿐 아니라 무나 당근 등 근채류를 적용할 수 있다.

현미 야채수프

위의 음식을 잘 소화시키고 적응이 되면 두 가지를 합하여 끓여 본다.

재료 현미 5티스푼, 감자 1/2개, 양파 1/4개, 물 3컵

만드는 법

① 현미는 깨끗이 씻어 3시간 정도 물에 불린다.
② 손질한 야채는 네모나게 썰어 푹 삶아 익혀 놓는다.
③ 현미와 삶은 야채를 믹서에 갈아 은근한 불에 놓고 저으면서 수프의 농도를 물로 조절한다.

채소죽

재료 쌀 4티스푼, 당근 10g, 호박 10g, 시금치 10g

만드는 법

어느 정도 수분을 줄여 미음과 죽의 중간 단계가 되도록 한다.

① 쌀을 씻어 물에 불린다.
② 호박, 당근은 씻어서 아주 작게 네모 썬다.
③ 시금치는 데쳐 헹군 뒤 물기를 짜서 잘게 썬다.
④ 쌀을 넣고 끓이다가 어느 정도 쌀이 퍼지면 잘게 썬 야채를 넣고 뜸을 들인다.
⑤ 잣이나 호두 등을 갈아서 첨가하면 뇌에 좋은 오메가 3 지방을 첨가할 수 있다.

밤암죽

재료 쌀(현미) 1티스푼, 밤 2개

만드는 법

① 현미는 씻어 3시간 동안 물에 불린다.
② 밤은 삶아 속껍질까지 벗겨 뜨거울 때 으깬다.
③ 쌀을 믹서에 곱게 간다.
④ 쌀 간 것과 으깬 밤을 같이 넣고 죽을 만든다.

흑임자죽

재료 검은깨 1티스푼, 현미 1티스푼, 물

만드는 법
① 검은깨를 일어서 깨끗이 씻은 후 물 1/2 컵과 함께 믹서에 곱게 간다.
② 현미도 씻어서 불린 후 1/2 컵의 물과 함께 믹서에 간다.
③ 냄비에 ①과 ②를 담고 은근한 불에서 저으면서 죽을 끓인다.

호박죽

재료 단호박이나 늙은 호박 1/2컵, 찹쌀가루 1/2컵, 물 1/2컵

만드는 법
① 호박은 껍질을 벗기고 속을 파내 익기 쉽게 썰어 놓는다.
② 찹쌀가루는 물에 잘 풀어 놓는다.
③ 호박을 약간의 물과 함께 냄비에 담고 약한 불로 푹 익힌다.
④ 호박이 다 익으면 믹서에 갈든지 으깨어 다시 냄비에 담고 풀어 놓은 찹쌀가루를 저으면서 섞는다.
⑤ 약한 불로 찹쌀이 다 익을 때까지 끓인다.

옥수수죽

재료 옥수수 1/2개, 현미 1/4컵

만드는 법
① 옥수수를 푹 쪄서 알을 따낸다.
② 쌀은 씻어 3시간 정도 불린다.
③ 믹서에 ①과 ②를 곱게 갈아 체에 밭쳐 중간불로 뭉근히 끓인다.

들깨미역국

재료 미역 씻은 것 1컵, 들깨 1/2컵, 물 적당량, 소금 조금
만드는 법
1. 미역을 물에 담갔다가 깨끗하게 씻어 건져 낸다.
2. 들깨는 씻어서 돌이 없도록 일어 믹서에 적당량의 물과 함께 갈아서 체에 걸러 뽀얗게 내린다.
3. 미역을 먼저 냄비에 넣고 살짝 볶다가 들깨 간 물을 넣고 끓인다. 끓으면 소금을 조금 넣어 간을 맞춘다.

맑은 무국

재료 무 1/4개, 두부 1/4모, 다시마 1장(7cm 정도), 표고버섯 2장, 소금 조금
만드는 법
1. 무는 신선한 것으로 껍질을 벗겨 납작하게 썬다.
2. 두부는 길이 4cm, 폭 1cm 정도로 썬다.
3. 다시마와 표고버섯은 국물을 낸다.
4. 국물에 표고버섯 채 썬 것, 무를 넣고 물러지면 두부와 소금을 넣고 한 번 더 끓으면 불을 끈다.

연두부 달걀찜

(달걀은 가능하면 돌이 지나서 아기에게 먹이도록 한다. 달걀 알레르기가 있으면 먹이지 않거나 흰자만 사용한다.)

재료 연두부 1/2모, 달걀 1개, 시금치 10g
만드는 법
1. 연두부를 중탕할 수 있는 도자기 그릇에 담는다.
2. ①에 달걀을 깨뜨려 잘 섞는다.
3. 큰 냄비에 물을 넣고 도자기 그릇을 넣어 중탕시킨다.
4. 물이 끓기 시작한 후 10여 분 지난 후 데친 시금치를 잘게 썰어 넣고 섞어 2~3분 더 끓인 후 불을 끈다.

오이즙

재료 오이 1/2개, 끓여서 식힌 물 1/2컵

만드는 법
1. 오이는 밀가루 푼 물에 15분 정도 담갔다가 소금을 이용해 비비면서 깨끗이 닦아 씻는다.
2. 소독된 강판에 오이를 간다.
3. 소독된 거즈로 꼭 짜서 즙을 걸러 물로 희석하여 떠먹인다.

단호박매시드

재료 단호박 1/4개
건포도 조금

만드는 법
1. 단호박을 씻어서 냄비에 푹 찐다.
2. 다 익으면 껍질을 벗기고 으깬다.
3. 으깬 호박에 건포도를 잘 섞는다.

의문 사항이나 함께 토론하고 싶은 내용이 있는 분은 예장 생활협동조합(www.yj-coop.or.kr, 02-426-5804)에 연락하면 된다. 나는 이 책을 번역한 책임으로 성실하게 답하고 토론할 것을 다짐한다. 독자들이 나누고 싶은 내용이 있으면 생협 게시판을 통해서 함께 나누기를 소망한다.

아이를 변화시키는
두뇌 음식

초판 1쇄 발행_ 2008년 10월 6일
초판 20쇄 발행_ 2023년 10월 1일

지은이_ 조엘 펄먼
옮긴이_ 김재일
펴낸이_ 명혜정
펴낸곳_ 도서출판 이아소

등록번호_ 제311-2004-00014호
등록일자_ 2004년 4월 22일
주소_ 121-841 서울시 마포구 월드컵북로5나길 18 1012호
전화_ (02)337-0446 팩스_ (02)337-0402

책값은 뒤표지에 있습니다.
ISBN 978-89-92131-13-1 13590

도서출판 이아소는 독자 여러분의 의견을 소중하게 생각합니다.
E-mail: iasobook@gmail.com